呼吸系统疾病诊断及临床治疗

主编 宋安全 等

吉林科学技术出版社

图书在版编目（ＣＩＰ）数据

呼吸系统疾病诊断及临床治疗 / 宋安全等主编. --
长春 ： 吉林科学技术出版社，2022.5
ISBN 978-7-5578-9513-6

Ⅰ. ①呼… Ⅱ. ①宋… Ⅲ. ①呼吸系统疾病－诊疗
Ⅳ. ①R56

中国版本图书馆 CIP 数据核字(2022)第 115948 号

呼吸系统疾病诊断及临床治疗

主　　编	宋安全 等
出 版 人	宛　霞
责任编辑	练闽琼
封面设计	猎英图书
制　　版	猎英图书
幅面尺寸	185mm×260mm
开　　本	16
字　　数	170 千字
印　　张	6.875
印　　数	1-1500 册
版　　次	2022年5月第1版
印　　次	2022年5月第1次印刷

出　　版	吉林科学技术出版社
发　　行	吉林科学技术出版社
地　　址	长春市南关区福祉大路5788号出版大厦A座
邮　　编	130118

发行部电话/传真　 0431-81629529　 81629530　 81629531
　　　　　　　　　　　　 81629532　 81629533　 81629534

储运部电话　 0431-86059116
编辑部电话　 0431-81629510
印　　刷　 廊坊市印艺阁数字科技有限公司

书　　号	ISBN 978-7-5578-9513-6
定　　价	38.00 元

前　言

　　临床医学是一门不断发展的科学，新的研究和临床实践正在不断地丰富着医学知识，诊断和治疗技术也在不断地发生革命性的变化。尤其是在近十年，临床医学取得了突飞猛进的发展，呼吸科也不例外。呼吸系统疾病为临床上的常见病、多发病。虽然呼吸系统疾病有相关的临床体征，但其诊断往往要依赖于实验的相关检查来进一步明确诊断。一个普通的临床医师往往对一些疑难的呼吸系统疾病的诊治常感困难，为适应这一需要，不断总结和丰富临床诊治经验，提高呼吸科医师解决常见问题和疑难问题的能力，特编写此书。

目 录

第一章　呼吸系统疾病总论

第一节　呼吸系统疾病概述

呼吸系统疾病是一类常见病、多发病，包括呼吸道、肺实质和胸腔的病变。《中国居民营养与慢性病状况报告（2015）》中指出，目前呼吸系统疾病在全国居民慢性病死亡病因中占第三位。肺癌已成为我国大城市居民的高发肿瘤；艾滋病的主要死亡原因也是肺部感染。感染性和传染性呼吸系统疾病仍威胁着人类健康。近年来，哮喘、慢性阻塞性肺疾病、间质性肺疾病等发病率增加，常伴随肺功能的慢性损害甚至致残，肺血栓栓塞症成为新的重要医疗保健问题；虽然抗菌药物的不断问世降低了肺部感染的发病率，但随着病原体的变迁、医院获得性肺炎发病率的增加、易感人群的变化、病原学诊断的困难、抗菌药物的不合理应用等因素导致肺部感染的发病率和死亡率仍有增无减，肺结核的发生率又有增高趋势，2003 年的严重急性呼吸综合征（SARS）和近年来的人禽流感、新型冠状病毒肺炎等都在威胁着人类的健康。

世界每年有 17％的死亡率与呼吸系统疾病有关，而全球目前有数亿人口承受着至少一种呼吸系统疾病的困扰，包括哮喘或更严重的疾病，如慢性阻塞性肺疾病（COPD）。肺病是导致疾病死亡率的主要原因之一，特别是慢性疾病的治疗时间长、医疗费用高昂，在社会保障体系中的医疗保险支出逐年上升，已成为各国财政必须面对的重要挑战，因此呼吸系统疾病的防治任务十分艰巨。

一、呼吸系统常见疾病

正常情况下，呼吸系统的气管、支气管黏膜上皮细胞、杯状细胞和腺体构成纤毛——黏液的排送系统，使呼吸道具有很强的净化防御功能；其分泌的黏液中含有溶菌酶、补体、干扰素和分泌型 IgA 等免疫活性物质，与支气管黏膜和肺巨噬细胞共同构成强有力的防御系统，抵抗或消除病原微生物的入侵。但由于呼吸系统与外界直接相通，在进行气体交换过程中，环境中的有害气体、粉尘、病原微生物及某些致敏原等可随空气进入呼吸道和肺，尤其当机体抵抗力和免疫功能下降，或者呼吸道的自净和防御功能削弱时，就会导致呼吸系统疾病的发生。

呼吸系统常见的疾病主要有感染性疾病、慢性阻塞性肺疾病、限制性肺疾病、肺间质疾病、血管性疾病和肿瘤，疾病的种类分布如下。

（1）生理：①阻塞性肺疾病（支气管炎、小支气管炎、肺气肿、哮喘、慢性阻塞性肺疾病、支气管扩张、棉尘病）；②限制性肺疾病（肺间质纤维化、结节病、胸腔积液、过敏性肺炎、石棉肺、胸膜炎、呼吸窘迫综合征）。

（2）解剖：①上呼吸道疾病（上呼吸道感染）；②下呼吸道疾病（下呼吸道感染、肺结核）；③肺间质疾病（特发性肺纤维化、结节病、肺尘埃沉着病）；④血管性肺病（肺水肿、肺栓塞、肺动脉高压）。

（3）感染：感染性疾病（上呼吸道感染、下呼吸道感染）。

（4）肿瘤：鼻癌、喉癌、肺肿瘤、原发性支气管肺癌。

感染性疾病是呼吸系统疾病的重要组成部分，是老年人和儿童的多发病，其中肺炎的发病率和病死率较高，医院获得性肺炎的病死率高达50%以上。根据感染部位、感染病原菌、感染的获得方式等对呼吸系统感染性疾病进行分类，常见疾病详见表1-1。

表1-1　呼吸系统常见感染性疾病

分类依据	分类	疾病分布
感染部位	上呼吸道感染	普通感冒、急性病毒性咽炎和喉炎、急性疱疹性咽峡炎、急性咽结膜炎、急性咽扁桃体炎
	下呼吸道感染	急性气管支气管炎、慢性支气管炎急性发作、肺炎、肺脓肿、肺结核、其他肺部基础病合并感染
感染病原菌	细菌感染	肺炎链球菌肺炎、葡萄球菌肺炎、肺炎克雷白菌肺炎、铜绿假单胞菌肺炎、大肠埃希菌肺炎、厌氧菌肺炎
	病毒感染	病毒性肺炎
	特殊病原体感染	支原体肺炎、衣原体肺炎、军团菌肺炎、立克次体肺炎
	真菌感染	肺念珠菌病、肺曲菌病、肺放线菌病、肺奴卡菌病、肺毛霉菌病、肺隐球菌病、肺组织胞浆菌病、卡氏肺囊虫脑炎
感染病原菌	结核分枝杆菌	肺结核
感染获得的方式	社区感染	社区获得性肺炎
	院内感染	医院获得性肺炎

二、病因与发病机制

（一）呼吸系统疾病与呼吸系统的结构有关

呼吸系统是机体和外界进行气体交换器官的总称，包括呼吸道（鼻腔、咽、喉、气管、支气管）和肺。呼吸系统通过与外界环境持续的物质交换来满足机体代谢对氧气的需求，它不仅维持正常机体的通气和换气功能，而且具有防御、免疫、内分泌和代谢功能，是维持正常生命活动的重要组织器官。

呼吸系统是人体重要的生理屏障，正常情况下，呼吸道对外界刺激具有防御功能，包括鼻部的加温过滤、喷嚏、咳嗽、黏液纤毛运输系统等物理防御功能，溶菌酶、蛋白酶抑制剂、抗氧化的谷胱甘肽、超氧化物歧化酶等化学防御措施，细胞吞噬（肺泡巨噬细胞、多形核粒细胞）及免疫防御等（B细胞分泌IgA、IgM，T细胞介导的迟发型变态反应，细胞毒作用），这些防御功能均可保护呼吸系统免受侵犯。另外肺有广泛的呼吸面积，成人肺泡总面积100m²，肺泡与肺循环的毛细血管进行气体交换，从外界环境吸取氧，并将二氧化碳排出体外。

呼吸系统是一个开放的系统，成年人在静息状态下，每日有10000L气体进出呼吸道，在呼吸过程中，外界环境中的有机或无机粉尘，包括各种微生物、异种蛋白过敏原、尘粒及有害气体等皆可吸入呼吸道及肺组织，这些有害的刺激会引起呼吸系统防御功能下降，进而引发呼吸系统损伤和病变，引起各种疾病，是各种感染性疾病和气道慢性炎症的好发器官。另外肺还是一个低压、低阻和高容器官，某些心脏疾病如左心功能低下时，肺毛细血管压增高，继而发生肺水肿；其他各种原因引起的低蛋白血症则易发生肺间质性水肿或胸膜腔积液。肺有两组血管供应，肺循环的动、静脉为气体交换的功能性血管，体循环的支气管动、静脉为气道和脏层胸膜的营养血管，肺与全身各器官的血液及淋巴循环相通，因此皮肤软组织疖痈的菌栓、下肢深静脉的血栓、癌肿的栓塞等均可到达肺部，引起相应病变。

（二）影响呼吸系统疾病的主要因素

随着我国工业化及经济的迅速发展，空气污染加剧，汽车尾气的排放，现代装饰材料的不断出现和更新，室内装饰材料、涂料的广泛使用，居室内新装饰材料甲醛、苯等有机材料的超标均可诱发呼吸系统疾病；在大都市引起变应性疾病的变应原种类及数量增多，皆为呼吸系统感染的危险因素。诱发呼吸系统疾病的主要相关因素见表1-2。

表 1-2　诱发呼吸系统疾病的主要相关因素

影响因素		主要诱因	诱发疾病
大气及居住环境的污染	物理污染	铅、铬等重金属	慢性支气管炎、支气管扩张、肺气肿、哮喘、慢性阻塞性肺疾病、慢性肺源性心脏病、鼻癌、肺癌
	粉尘类（汽车尾气）	沙尘	
	吸烟	烟雾、油烟中的颗粒物	
	化学污染毒气类	装修材料中的甲醛、苯、二氧化硫等刺激性化学气体尾气、吸烟烟雾中的氮氧化物	哮喘、肺癌
	生物污染	空调和通风管道内的细菌、真菌、特殊病原体	流行性感冒、人感染性禽流感、鼻炎、哮喘、慢性支气管炎、肺部感染性疾病
	细菌、真菌、特殊病原体、病毒（H₁N₁、SARS 等）	H_1N_1 病毒 SARS 病毒 流行性感冒病毒 花粉	
其他因素	病原学变异及耐药性的增加	G⁻菌占优势，ESBLs 菌增多 MRSA 菌增加 耐药结核杆菌	耐药菌引起的医院获得性肺部感染、侵袭性肺部真菌感染、耐药性肺结核
	老龄化	机体免疫力下降	慢性阻塞性肺疾病、吸入性呼吸道和肺部感染、肺癌

三、呼吸系统疾病的临床表现

呼吸系统疾病的临床表现可分两大类，即呼吸系统本身症状和全身性症状。

（一）常见呼吸系统症状

呼吸系统症状常表现为咳嗽、咳痰、咯血、呼吸困难、胸痛等，不同疾病的症状各有其特点，而且几种症状常相伴发生，如咳嗽常伴发咳痰、胸痛、呼吸困难、咯血、发热等症状，根据临床表现及其伴发症状的不同可初步建立临床诊断。

（1）咳嗽：咳嗽是机体的一种防御机制，当呼吸道受到刺激时即发生反射性咳嗽，为呼吸系统疾病常见的伴发症状，具有防御异物吸入及清除呼吸道分泌物的作用。根据咳嗽的特点和临床表现及伴发症状的不同可初步建立临床诊断。临床常见咳嗽的性质、特点及伴发症状，以及相应的临床诊断详见表 1-3。

表 1-3　咳嗽的表现及临床诊断

咳嗽的表现	临床诊断
急性发作的刺激性干咳	常见于上呼吸道感染
急性咳嗽伴胸痛、咳痰、发热	考虑肺炎、肺结核
发作性（夜间有规律发作）干咳伴气急	常见于喘息性支气管炎、支气管哮喘
干咳伴发热、声嘶	提示急性病毒性咽喉、气管、支气管炎
慢性咳嗽	慢性支气管炎、支气管扩张、肺结核
阵发或痉挛性咳嗽	见于异物吸入、支气管肿瘤、气道炎性损伤
晨起咳嗽	见于上呼吸道慢性炎症
晚间阵发性咳嗽	可见于左心衰竭患者
夜间为主的干咳或刺激性干咳	见于哮喘患者
咳嗽伴脓痰且体位改变时咳痰加剧	见于支气管扩张、肺脓肿

（2）咳痰：咳痰是机体借助支气管黏膜上皮细胞的纤毛运动、支气管平滑肌的收缩及咳嗽时的气流冲动，将呼吸道内的分泌物从口腔排出的动作。痰是喉以下呼吸道内的病理性分泌物。微生物、理化因素、过敏因素均可引起呼吸道黏膜充血、水肿，黏液分泌增多，毛细血管通透性增加，浆液渗出，形成痰液。正常人的痰为白色透明或白色黏痰、无臭味，但在病理条件下，痰的颜色和气味会发生变化，了解痰的颜色、量、气味、性状对诊断呼吸系统疾病有着重要意义。关于痰液的特点及临床诊断详见表 1-4。

表 1-4　痰液的特点及临床诊断

	痰液的特点	临床诊断
量	痰量增多	反映呼吸道炎症的进展
	痰量减少	提示病情减轻（支气管阻塞性疾病除外）
性状	浆液性痰或泡沫样痰	常见于肺水肿
	黏液性痰	见于支气管哮喘、慢性支气管炎
	脓性痰	见化脓性细菌感染引起的呼吸道炎症
	血性痰	见于肺结核、肺脓肿、脓胸、支气管扩张、肺泡细胞癌等

	痰液的特点	临床诊断
颜色	白色泡沫或黏液痰	见于慢性支气管炎
	大量黄色脓性痰	常见于支气管扩张、肺脓肿
	绿色痰	见于重度黄疸、吸收缓慢的大叶性肺炎和肺铜绿假单胞菌感染
	粉红色稀薄泡沫样痰	见于急性左心衰竭、急性肺水肿
	铁锈色痰	见于肺炎链球菌性肺炎
	红棕色胶冻样痰	多见于肺炎克雷白菌
	血脓混合的咖啡色痰	肺阿米巴病
	血水样痰	军团菌肺炎
	烂桃样痰、果酱样痰	肺吸虫病
	暗灰色痰或灰黑色痰	见于各种肺尘埃沉着病或慢性支气管炎患者
气味	一般无臭味，如伴恶臭，应考虑厌氧菌感染或变形杆菌感染	

（3）咯血：咯血是指气管、支气管或肺实质病变引起的呼吸道出血，与口、鼻和上消化道出血不同，应注意鉴别。咯血常见于呼吸系统疾病，也见于循环系统或全身其他系统疾病。根据咯血量及伴随症状可初步建立临床诊断。咯血的特点及临床诊断详见表 1-5。

表 1-5　咯血的特点及临床诊断

分类	特点	临床诊断
痰中带血	毛细血管通透性增加所致	一般考虑慢性支气管炎、肺结核；经抗感染治疗无效者应警惕支气管肺癌
少量	<100mL/d	支气管扩张、空洞型肺结核、肺脓肿
中量	100~500mL/d	风湿性心脏病二尖瓣狭窄
大量	>500mL/d	突发性大咯血应考虑肺梗死
伴随症状	咳嗽伴咯血	见于支气管扩张、肺结核、肺脓肿等
	伴刺激性干咳	老年人多见于支气管肺癌；青少年多见于支气管结核
伴随症状	伴乏力、盗汗、纳差等	肺结核可能性大
	伴杵状指	支气管扩张、慢性肺脓肿、支气管肺癌
	伴水肿、蛋白尿或血尿时	应考虑肺出血-肾炎综合征

（4）呼吸困难：呼吸困难指患者主观感觉吸气不足、呼气费力；客观表现为呼吸运动用力；重者鼻翼扇动、张口耸肩，甚至发绀，辅助呼吸肌也参与运动，并伴有呼吸频率、深度与节律异常。呼吸困难在临床上既是症状又是体征，临床常见的呼吸困难分型及临床诊断详见表1-6。

表 1-6　呼吸困难的分型及临床诊断

分型	特点	临床诊断
吸气相呼吸困难	呼吸肌极度用力，吸气时呈三凹征，伴干咳及高调喉鸣	喉头水肿、喉气管炎症、肿瘤或异物引起上气道狭窄、广发性肺炎、肺间质纤维化、肺水肿等
呼气相呼吸困难	呼气时费力，呼吸时间延长，多伴哮鸣	见支气管哮喘或哮喘合并慢性阻塞性肺疾病、慢性支气管炎和肺水肿等
混合性呼吸困难	吸气或双相呼吸困难	伴高热常为肺部感染性疾病
		伴胸痛考虑肺癌、自发性气胸、肺梗死、胸膜炎
		发作性呼吸困难伴哮鸣时见支气管哮喘、心源性哮喘
		伴昏迷多为肺性脑病
伴随体位	端坐呼吸	多见于左心衰竭者
	健侧卧位呼吸	见于气胸
	患侧卧位呼吸	多见于胸腔积液
	缩唇呼气	常为肺气肿患者
起病缓急	急性起病	见于肺水肿、气胸、大叶性肺炎、肺不张、大量的胸腔积液等
	慢性起病	多见于慢性心肺病，如慢性支气管炎、肺结核、阻塞性肺气肿、先天性心脏病、肺源性心脏病等
	突发呼吸困难	应考虑气道异物、大块肺梗死、张力性气胸、呼吸窘迫综合征（ARDS）等

（5）胸痛：胸痛一般由胸部疾病引起，少数由其他部位病变所致。其疼痛程度与原发疾病并不完全一致。与胸痛有关的呼吸系统疾病有：胸膜炎、自发性气胸、各种肺炎、肺癌胸膜或骨转移、胸膜肿瘤、急性支气管炎等，不同的疾病表现为不同的胸痛症状，详见表 1-7。

表 1-7　胸痛的临床表现及临床诊断

临床表现	特点	临床诊断
剧烈疼痛	突发	见于自发性气胸、肺梗死、心肌梗死、主动脉夹层动脉瘤
隐痛	持续加剧，后期剧痛难忍	支气管肺癌、纵隔肿瘤
尖锐性刺痛	呼吸或咳嗽时加重，屏气时减轻	考虑急性胸膜炎、自发性气胸、肺炎链球菌性肺炎
胸痛	伴高热	考虑肺炎
突发性胸痛	伴咯血和（或）呼吸困难	应考虑肺血栓栓塞症

（6）发绀：发绀亦称发绀，指血液中还原血红蛋白增多，使皮肤、黏膜呈青紫色的现象。发绀在皮肤较薄、色素较少和毛细血管丰富的部位，如口唇、鼻尖、颊部与牙床等处较为明显，易于观察。

发绀分中心性发绀、周围性发绀和混合性发绀。呼吸系统感染性疾病常引发肺性发绀，为中心性发绀。肺性发绀是由于肺疾病引起呼吸功能衰竭、通气与换气功能障碍、肺氧合作用不足导致 SaO_2

降低所致，常见于各种严重的呼吸系统疾病，如喉、气管、支气管的阻塞，肺炎、阻塞性肺气肿、弥漫性肺间质纤维化、肺淤血、肺水肿、急性呼吸窘迫综合征、肺栓塞、原发性肺动脉高压等。

（二）呼吸系统疾病的全身症状

呼吸系统疾病引发的全身症状有发热、盗汗、乏力和食欲下降等，临床表现为体温升高、呼吸频率的异常，患者形态、语调、面容表情的变化，即疾病的阳性体征。

（1）发热：发热指体温超过 37.3℃，是呼吸系统疾病常见的伴发症状。发热对于呼吸系统疾病的临床诊断详见表 1-8。

表 1-8　发热对于呼吸系统疾病的临床诊断

分类	特点	临床诊断
低热	37.3～38℃	各种细菌性肺炎、肺脓肿、支气管或病毒性肺炎、
中等度热	38.1～39℃	流感、支原体肺炎、衣原体肺炎、真菌性肺炎、肺
高热	39.1～41℃	结核等，临床均有发热表现
超高热	41℃以上	

（2）呼吸：正常人呼吸频率为 16～20 次/min，若＞24 次/min 称呼吸频率增快，如果＜12 次/min 称呼吸频率减慢，为呼吸中枢抑制的表现。呼吸系统疾病常表现为呼吸频率和强度的变化，并伴随呼吸音的不同，呼吸音的变化表现为呼吸音性质、音调和强度的改变，通过肺部听诊音可帮助建立临床诊断。呼吸频率和呼吸音变化的临床诊断详见表 1-9。

表 1-9　呼吸频率和呼吸音变化的临床诊断

分类		特点	临床诊断
呼吸频率增快		＞24 次/min	见于呼吸系统疾病、心血管疾病、贫血和发热等；有感染指征，且呼吸频率＞30 次/min，可诊断重症肺炎
呼吸频率减慢		＜12 次/min	见于麻醉、安眠药物中毒、颅内压升高、尿毒症和肝性昏迷等
呼吸音	局限性哮鸣音		支气管肺癌、支气管异物、支气管内膜结核
	弥漫性哮鸣音		慢性支气管炎、支气管哮喘、阻塞性肺气肿、心源性哮喘
	局限性湿啰音		肺部炎症、肺结核、支气管扩张、肺脓肿
	两肺底湿啰音		心力衰竭导致的肺瘀血、支气管炎、支气管肺炎
	广泛湿啰音		急性肺水肿、慢性支气管炎
	肺尖湿啰音		肺结核

（3）一般状态：包括患者的体形、面容、语调、体位、皮肤、头颈部和其他等。疾病状态下，患者的体形、语调、面部表情、体位及四肢等可有不同的临床表现，患者一般状态的改变可有助于建立临床诊断。具体的临床意义如下：①无力型体形：见于自发性气胸、肺结核和重症肺炎。②声音嘶哑：提示咽喉炎、喉头及声带水肿、喉神经麻痹。③急性面容：见于气胸、重度支气管哮喘发作，

细菌性肺炎伴全身症状时。④慢性面容：多见于肺结核、慢性阻塞性肺疾病等。⑤强迫侧卧位：考虑为一侧急性胸膜炎、气胸或大量胸腔积液。⑥强迫坐位：重度支气管哮喘发作时。⑦皮肤发绀：肺疾患引起缺氧所致的发绀呈全身性。⑧四肢杆状指：见于支气管扩张、肺脓肿、支气管肺癌、肺间质性纤维化等。⑨扁桃体大：急性扁桃体炎。⑩龋齿、齿槽溢脓：考虑吸入性肺炎。⑪气管移位：大量胸腔积液、气胸气管移向健侧，而肺不张、肺纤维化和胸膜粘连可将气管拉向患侧。⑫淋巴结肿大：尤其锁骨上淋巴结肿大且坚硬者，考虑支气管肺癌的可能。

第二节　呼吸系统疾病常用治疗手段

呼吸系统疾病的治疗包括药物治疗和特殊治疗。药物治疗主要包括对症治疗、抗感染治疗、营养支持和免疫调节，其中抗感染治疗对于感染性疾病尤为重要；特殊治疗包括机械通气、氧疗、湿化和雾化吸入治疗、脱敏治疗、康复治疗、引流和外科手术治疗等。疾病不同，治疗方案不同，应根据疾病的病因，结合患者的生理病理情况、药物适应症、作用特点、药代动力学特征及不良反应等方面制订科学合理的个体化治疗方案。

一、药物治疗

药物在治疗呼吸系统疾病中发挥着不可替代的作用。根据药物的药理作用，常用的药物有抗感染药、平喘药、镇咳祛痰药、抗肿瘤药物及其他辅助用药，呼吸系统常用药物分类。①抗细菌：β-内酰胺类（青霉素类、头孢菌素类、β-内酰胺酶抑制剂等）、氨基糖苷类、大环内酯类、糖肽类、林可霉素类、四环素类、氯霉素类、噁唑烷酮类、喹诺酮类、磺胺类等。②抗病毒：阿昔洛韦、更昔洛韦、利巴韦林、金刚乙胺、金刚烷胺等。③抗真菌：两性霉素 B、氟康唑、伊曲康唑、卡泊芬净、特比萘芬等。④抗厌氧菌：甲硝唑、替硝唑、奥硝唑。⑤抗结核杆菌：异烟肼、乙胺丁醇、吡嗪酰胺、对氨基水杨酸等。⑥祛痰药：氯化铵、溴己新、羧甲司坦、盐酸氨溴索、乙酰半胱氨酸等。⑦镇咳药：磷酸可待因、右美沙芬、枸橼酸喷托维林等。⑧平喘药：茶碱类、M-胆碱受体阻断药、肾上腺素受体激动药、肾上腺皮质激素、过敏介质阻释药等。⑨抗肿瘤药物：高三尖杉酯碱、紫杉醇、多西他赛、伊立替康、依托泊苷、吉非替尼、环磷酰胺、顺铂、吉西他滨、培美曲塞等。⑩其他辅助用药：营养药、止血药、镇静药等。

二、吸入治疗

吸入治疗分为湿化治疗和雾化治疗两种。湿化治疗是利用湿化器产生水蒸气，增加吸入气体中水蒸气的含量，达到湿化气道、稀释痰液的目的。雾化治疗是利用雾化装置将药物形成气溶胶送至气道，发挥局部治疗作用，达到缓解支气管痉挛、稀释痰液、防治呼吸道感染的作用。

雾化吸入疗法是各种呼吸道疾病常用的给药方法，具有湿化呼吸道、使黏稠的分泌物变得稀薄而易于咳出的作用，是消炎、平喘、改善通气功能的重要手段。该疗法可使药物直接作用于气道表面，减少药物用量，降低药物的全身不良反应，为呼吸系统疾病良好的给药途径。雾化吸入治疗的主要药物有支气管扩张剂、糖皮质激素、黏液溶解剂和抗菌药物。

目前临床常用的湿化器有鼓泡式湿化器、加热湿化器和湿热交换器（人工鼻）。雾化装置有定量手压式气雾器（MDI）、干粉吸入器（都保、准纳器）、雾化器（喷射式雾化器及超声雾化器）。

鼓泡式湿化器：经水下导管将气流分散成小气泡，增加气体接触面积，提高气体相对湿度；用于低流量导管氧疗。

加热湿化器：电热装置增加水温使水蒸发，再由流经水面的气流将水蒸气输出，通过连接面罩或呼吸机进行湿化。有时可在水中加入安息香酊、鱼腥草素等；用于吸入干燥气体时（吸纯氧）；高热、脱水；气管旁路（如气管插管或气管切开）；痰液黏稠或咳痰困难；夜间或呼吸冷空气易诱发哮喘者。

定量手压式气雾器：密封贮药罐内盛有药物和助推剂，药物和助推剂通过定量阀门与定量室相通的喷管喷出，卷带出的药液雾化成气溶胶微粒，微粒直径为 $3\sim6\mu m$。用于气道阻塞性疾病，如哮喘、COPD 患者吸入 β_2 受体激动剂、糖皮质激素、色甘酸钠等；肺部感染性疾病雾化吸入化痰、祛痰或抗菌药物。

干粉吸入器：将带有药粉的装置胶囊置于吸入器中，通过针刺使胶囊开放而后吸入。用于色甘酸钠、糖皮质激素、糖皮质激素和 β_2 受体激动剂的混合干粉吸入剂（都保、准纳器等）。

喷射式雾化器：以压力泵或高压氧为动力通过雾化器发生雾化；用于支气管扩张剂、激素、抗过敏药和抗菌药等药物的雾化吸入治疗。

超声雾化器：通过超声发生器产生高频振荡，使液体分散为雾粒，吸入达到末梢气道。

使用湿化器和雾化器的注意事项：①干结分泌物吸湿后膨胀可引起气道阻塞，身体虚弱、咳嗽无力者雾化吸入后应鼓励并帮助患者排痰；②过度湿化可诱发支气管痉挛，引起肺泡萎缩或肺顺应性下降；增加全身水负荷，引起水中毒，加重心脏负担，婴幼儿及心、肾功能不全者慎用；③监测吸入气温度，防止温度过高引起气道烧伤、呼吸急促等；温度过低可致支气管痉挛、寒战反应等；④定期消毒，防止交叉感染；⑤注意正确的吸入方式：先呼气，然后吸气，吸入后屏气 $5\sim10$ 秒再缓慢呼气；注意口腔护理。

三、氧疗

氧疗即氧气吸入疗法，是通过提高吸入气中的氧浓度，缓解和纠正机体缺氧的治疗方法。合理的氧疗可提高血氧分压和血氧饱和度，改善组织供氧，促进组织细胞新陈代谢，达到治疗疾病、缓解症状、促进康复和预防病变、增进健康的目的，是呼吸系统疾病重要的治疗手段。主要包括常压吸氧（普通吸氧）和高压吸氧（高压氧治疗）。

（一）缺氧的分型

缺氧是指组织供氧不足或利用障碍，引起机体功能代谢甚至形态结构发生改变的一系列病理变化过程。临床上表现为气促或通气不足、呼吸困难、心律失常、低血压、昏迷、发绀、恶心、呕吐、消化道功能紊乱、精神萎靡等。根据缺氧的原因和血氧的变化，缺氧一般分为四种类型。

（1）低张性缺氧：①动脉血氧分压降低、血氧含量减少，组织供氧不足；②吸入气中氧分压过低；③外呼吸功能障碍造成肺通气、换气功能障碍及呼吸膜面积缩小。

病理特征：毛细血管中氧合血红蛋白浓度降低，还原血红蛋白增加，皮肤黏膜呈青紫色（发绀），反射性引起呼吸中枢兴奋，代偿性呼吸加快。

常见疾病：①喉头水肿等呼吸道狭窄或阻塞性疾病；②胸膜炎等胸腔疾病；③肺炎；④呼吸中

枢抑制或麻痹性疾病。

（2）血液性缺氧：血红蛋白数量和红细胞数量减少，动脉血氧含量降低或氧合血红蛋白释放氧不足。

病理特征：①贫血时毛细血管中平均血氧分压低于生理常数，氧向组织弥散速度减慢，导致动-静脉血氧含量差减少；②血红蛋白变性引起发绀。

常见疾病：①（失血性、营养不良性、溶血性、再生障碍性）贫血；②血红蛋白变性：亚硝酸盐、磺胺类药物、硝基苯化合物等中毒或一氧化碳中毒。

（3）循环性缺氧：①动-静脉血氧含量差增大；单位时间毛细血管血流量减少，氧向组织弥散的总量少，组织缺氧；②包括缺血性缺氧和淤血性缺氧。

病理特征：①毛细血管中还原血红蛋白浓度增加，皮肤黏膜发绀；②全身性血液循环障碍可导致肺水肿、休克，甚至死亡。

常见疾病：①全身性血液循环障碍见心力衰竭、休克；②局部性血液循环障碍见栓塞、血栓形成、动脉狭窄、局部淤血等血管病变。

（4）组织性缺氧：组织细胞生物氧化过程障碍，利用氧能力降低引缺氧。

病理特征：动-静脉血氧含量差减少，静脉、毛细血管中含氧血红蛋白浓度增加，皮肤可视黏膜呈鲜红色或玫瑰红色。

常见疾病：组织中毒，细胞损伤，维生素缺乏。

缺氧虽分为上述四类，但临床上所见的缺氧常为混合性，如感染性休克时主要是循环性缺氧，但微生物所产生的内毒素还可以引起组织细胞利用氧功能障碍而发生组织性缺氧，发生休克时还可出现低张性缺氧；失血性休克既有血红蛋白减少所致的血液性缺氧，又有微循环障碍所致的循环性缺氧；心力衰竭时既有循环障碍引起的循环性缺氧，又可继发肺淤血、水肿而引起呼吸性缺氧。因此，对具体病情要全面分析。

（二）氧疗的适应症和氧疗的种类

对于缺氧的治疗，临床上最直接的方法就是氧疗。目前公认的应用氧疗的标准为 $PaO_2 < 8.0kPa$（60mmHg），$SaO_2 < 90\%$。可根据临床情况灵活应用，如急性呼吸衰竭时 PaO_2 突然下降，机体对低氧血症代偿能力较差，应及早氧疗。氧疗的适应症和种类见表1-10和表1-11。

表1-10　氧疗的适应症

适应症	SaO₂和PaO₂的范围	说明
无低氧血症	PaO_2 80～100mmHg	机体处于高危缺氧状态及机体不能耐受低氧，见于急性心肌梗死、贫血、一氧化碳中毒等疾病
轻度低氧血症	$SaO_2 > 80\%$；$PaO_2 > 50mmHg$	若呼吸困难可给予低浓度氧吸入
中度低氧血症	$SaO_2 60\% \sim 80\%$；$PaO_2 30 \sim 50mmHg$	需氧疗
重度低氧血症	$SaO_2 < 60\%$；$PaO_2 < 30mmHg$	氧疗的绝对适应症

表 1-11　氧疗的种类

氧疗的种类	吸氧浓度（FiO₂%）	适应症
低浓度氧疗	<35%	低氧血症伴 CO_2 潴留，如 COPD
中浓度氧疗	35%～50%	明显通气/血流比例失调或显著弥散障碍、无 CO_2 潴留的患者
高浓度氧疗	>50%	单纯缺氧无 CO_2 潴留、严重通气/血流比例失调患者，如 ARDS
高压氧疗	压力：2～3 个大气压，浓度 100%	CO 中毒、气性坏疽、氰化物中毒
家庭氧疗	2L/min，鼻导管或鼻塞吸氧	COPD、运动或睡眠时出现明显低氧血症、肺心病患者、慢性右心衰竭、继发性红细胞增多症等

（三）给氧装置及方法

临床常用的给氧方法有鼻导管法、鼻塞法、面罩给氧、氧气头罩法、经鼻高流量氧疗、机械通气氧疗、高频通气法、高压氧疗法。不同装置的氧流量及吸氧浓度见表 1-12。

表 1-12　不同装置的氧流量及吸氧浓度

吸氧装置	氧流量/（L·min）	FiO₂%	注意事项
鼻导管、鼻塞	2～6	25～40	①定期消毒，专人使用；②必须湿化和温化；③定期监测血气分析
简单面罩	4～15	35～70	
文丘里面罩	6～12	24、28、35、40、50、60	
高流量面罩	10～15	up to 90	

（四）氧疗的注意事项

氧气如同药物一样应正确应用，要有明确的指征，并通过临床观察及实验室检查帮助估计适当的流量。氧疗过程中应注意重视病因治疗，保持气道通畅，选择合适的氧疗方法和合适的 FiO_2，避免氧中毒，注意氧疗监测。目前监测方法是动脉血气分析，近年发展出一些非创伤性监测方法，如经皮血氧饱和度测定、细胞内氧评价等。氧疗的副作用及预防如下：

（1）氧中毒：长时间、高浓度的氧吸入可导致肺实质改变。预防：避免长时间高浓度氧吸入，定期监测血气分析。

（2）肺不张：呼吸道堵塞，吸入高浓度氧后氧气更易吸收，形成吸收性肺不张。预防：控制吸氧浓度，鼓励患者多翻身，经常更换体位，加强排痰。

（3）呼吸道分泌物干燥：吸入未经湿化且较高浓度的氧气，支气管黏膜因干燥气体的直接刺激产生损害。预防：湿化吸入气体中，定期进行雾化吸入。

（4）眼晶状体后纤维组织增生：与吸入氧的浓度、持续时间有关。预防：维持吸氧浓度<40%，PaO_2 控制在 100～120mmHg。

（5）呼吸抑制：低氧血症伴 CO_2 潴留患者，吸入高浓度氧之后，解除缺氧对外周化学感受器兴奋呼吸中枢的作用，可导致呼吸抑制，CO_2 潴留进一步加重。预防：低流量持续给氧，PaO_2 维持在 60mmHg。

四、机械通气

机械通气是一种呼吸支持治疗，是在机体自然通气和（或）氧合功能出现障碍时，运用器械（主要是呼吸机）使机体恢复有效通气并改善氧合的治疗手段。机械通气可以发挥通气代替、控制或辅助呼吸作用，改善换气功能，减少呼吸功能消耗，缓解呼吸肌疲劳，防止肺不张，最终改善或纠正急性呼吸性酸中毒、低氧血症等。近 20 年来，该技术不断发展完善，现已广泛应用于临床，对于危重患者的抢救发挥着重要的作用。

根据呼吸机的设计特点，加压方式分为胸腔加压和呼吸道直接加压，前者称为负压呼吸机，后者称为正压呼吸机，目前临床应用的主要为正压呼吸机。呼吸机主要包括部分：①动力部分，分电动和气动两种，电动为机械动力驱动密闭容器送气，气动为高压氧和高压空气共同驱动；②连接部分，主要由通气管路、呼气阀门和传感器等构成；③主机，主要包括通气模式、同期参数调节、监测和报警装置等。呼吸机类型有定压型、定容型和定时型，另外还有高频通气呼吸机，高频呼吸机具有高呼吸频率、低潮气量、非密闭气路的特点，是近年来机械通气的一种新技术。

（一）机械通气的适应症

机械通气一方面用于预防性通气治疗，另一方面用于治疗性通气治疗。预防性通气治疗用于有发生呼吸衰竭高危险性的疾病，可减少呼吸功和氧消耗，减轻患者的心肺功能负担，如长时间休克、严重的头部创伤、严重的慢性阻塞性肺疾病患者腹部手术后、术后严重败血症、重大创伤后发生严重衰竭的患者。治疗性通气治疗用于：①出现呼吸衰竭患者，临床表现为呼吸困难、呼吸浅速、发绀、咳痰无力、呼吸欲停或已停止、意识障碍、循环功能不全时；②患者不能维持自主呼吸，近期内预计不能恢复有效自主呼吸，呼吸功能受到严重影响。

严重呼吸功能障碍时应及时实施机械通气，在出现致命性通气和氧合障碍时，机械通气无绝对禁忌症。在应用机械通气之前应充分考虑患者的基础疾病、治疗效果、预后和撤机的可能性。机械通气的适应症，因疾病种类和患者的具体情况而异，要综合临床实际病情和实际的抢救设备等进行考虑，很难确定统一的具体指标。

（二）机械通气的常用通气模式

现代呼吸机大多采用正压通气，其原理为呼吸机在吸气相给予一正压，呼气相该正压消失，胸廓依赖弹性回缩力将肺内气体呼出。正压通气常用的工作模式有控制通气（CMV）、辅助通气（AMV）、辅助-控制通气（A-CV）、同步间歇指令强制通气（SIMV）、压力支持通气（PSV）、双相气道正压（BIPAP）、高频振荡通气（HFOV）等。各种通气模式的特点及适应症如下。

控制通气（CMV）：通气量与方式由呼吸机决定，需用镇静剂或麻醉剂抑制自主呼吸。用于严重呼吸抑制或伴呼吸暂停患者。如麻醉、中枢神经系统功能障碍、神经肌肉疾病、药物过量等。缺点：呼吸机频率和潮气量均是预置的，不允许患者自主呼吸，以免造成人机对抗。

辅助通气（AMV）：呼吸功由患者和呼吸机共同完成；减少或避免使用镇静剂，保留自主呼吸可避免呼吸肌萎缩，有利于撤机。用于呼吸中枢驱动稳定的患者。缺点：存在触发过度和触发不足问题，对于自主呼吸微弱或呼吸频率过慢的患者不可使用。

辅助-控制通气（A-CV）：辅助和控制通气两种模式的结合，触发时为辅助通气，无触发时为控制通气；为 ICU 患者通气的常用模式。缺点：医护人员设置的基本每分通气量超出患者通气需求时，患者无法使通气量下调。

同步间歇指令通气（SIMV）：与患者自主呼吸相配合，呼吸机仅在患者自主呼气之后送气，从完全支持到部分支持，可减少人机对抗，减少正压通气的血流动力学负效应，防止气压伤。可用于无意识障碍或意识障碍较轻的患者；长期带机患者的撤机；缺点：不能使基本通气量下调。

压力支持通气（PSV）：随机体对通气需求的变化而改变气频率；康复治疗和呼吸机脱机。不足：触发不足或触发过度。

双相气道正压（BIPAP）：通气时气道压力周期性地在高压和低压水平之间转换，每个压力水平双向压力的时间比可独立调整；自主呼吸少受干扰和抑制；可由控制通气向自主呼吸过度，不用变更通气模式直至脱机；睡眠-呼吸暂停综合征；慢性阻塞性肺疾病并发呼吸衰竭；危重哮喘呼吸衰竭；急性肺水肿，早期 ARDS；重症肌无力；神经肌肉病变引起的呼吸衰竭；麻醉手术、术后通气支持；撤离呼吸机过度等。缺点：增加胸膜腔内压，有发生气压伤的风险。

高频振荡通气（HFOV）：潮气量接近或小于解剖无效腔；开放式通气与人体不需密闭连接；对循环功能影响较小；重症 ARDS；气胸、纵隔气肿患者；Ⅰ型呼吸衰竭早期；休克；缺氧需行呼吸道手术或检查者。缺点：不适合 CO_2 潴留的Ⅱ型呼吸衰竭患者；对气体的湿化和温化不理想，长时间易形成黏液栓。

（三）呼吸机与人体的连接方式

为保证呼吸机正常工作，呼吸机需与人体连接，常见的连接方式如下。

面罩连接：呼吸机通过鼻罩或口鼻罩与人体相连；临床常用定压型：BIPAP 或 CPAP 模式。用于无创正压通气。特点：①简便易行，可不用镇静药物；②患者体位变动、张口呼吸易导致连接失败；③不易清除呼吸道分泌物；④长时间使用面部易出现受压皮肤损伤；⑤患者易发生胃肠胀气。

气管内插管：可经鼻或口插入，低压气囊气管插管与呼吸机连接；可持续数周至数月。用于意识不清或昏迷的患者。特点：①连接可靠，创伤性小；②气囊不仅可密闭气道，还可阻挡上呼吸道及口腔分泌物的下行；③与面罩相比，患者较痛苦，需使用镇静剂；④不易清除下呼吸道分泌物。

气管切开：气管切开后放置气管套管，连接呼吸机；气管套管带低压套囊，套囊的充气量以刚能阻止漏气为宜。用于需长期机械通气的患者。特点：①易进行口腔护理和清除呼吸道分泌物；②呼吸道阻力及无效腔明显减少；③患者可以进食。

（四）机械通气的临床并发症

机械通气在改善通气和换气的同时，由于形成反常气道内正压通气，建立人工气道，长期高浓度吸氧和呼吸机应用等容易引起一系列并发症，应引起临床医生的高度重视，并及时处理。临床常见的并发症如下。

（1）人工气道并发症：导管易位、气道损伤、人工气道梗阻、气道出血、气管切开道口感染、出血、空气栓塞、皮下气肿和纵隔气肿。

（2）正压通气相关并发症：呼吸机相关肺损伤、呼吸机相关肺炎、氧中毒、呼吸机相关的膈肌功能不全。

（3）肺外器官功能的影响：低血压与休克、心律失常、肾功能不全、消化系统功能不全、精神障碍、颅内压增高。

（五）机械通气的监护和呼吸机的停用

1．机械通气的监护

对患者给予机械通气后应监测患者的临床反应，密切观察患者是否有烦躁、意识障碍、惊厥等表现，密切监护患者体温、心率、心律、血压、心电图和尿量的变化。同时结合患者的病情变化及时对呼吸机参数进行调整。具体监护内容如下。

呼吸机运转：定容型呼吸机，监测输入压力；定压型呼吸机，监测潮气量或每分通气量。

血气分析：保证较低吸氧浓度，PaO_2 维持在 8.0kPa（60mmHg）；$PaCO_2$ 最好维持在 5.33～6.67kPa（40～50mmHg）。

呼气监护：间接了解体内的 CO_2 变化。

呼吸功能：监测潮气量、肺部顺应性、吸气峰压、气道阻力、吸氧浓度等。

胸部 X 线：确定插管位置，发现肺水肿及并发症（气胸、皮下气肿等）、肺部感染、肺不张等，胸部创伤性检查后应常规摄胸部 X 线片。

血流动力学监测：测定心排血量以监护血容量及选择最佳 PEEP，并可测定肺动脉楔压。

2．停用呼吸机的标准

机械通气治疗后患者病情改善、呼吸功能逐渐恢复，应考虑停用呼吸机，延迟脱机将增加机械通气的并发症和医疗费用。符合下述标准可考虑停用：①所需机械通气治疗的基础疾病或创伤已稳定或得到明显改善；②败血症已得到控制；③心血管功能基本稳定，心脏指数＞2L/（min·m²）；④通气量＜180mL/（kg·min）；⑤吸氧浓度＜40％时，PaO_2＞8.0kPa（60mmHg）；⑥PEEP≤1.96kPa（10cmH₂O），如＞1.96kPa（10cmH₂O）则不可能成功地停用呼吸机。

符合脱机条件的患者，应开始进行 3 分钟自主呼吸试验（SBT），以评估患者是否具有自主呼吸的能力。在 3 分钟 SBT 期间应密切观察患者的生命体征，若患者不能耐受，应立即停止试验，转为机械通气。若 3 分钟 SBT 通过，继续自主呼吸 30～120 分钟，如患者能够耐受则考虑脱机。

3．停用呼吸机的方法

（1）短暂停机试验法：开始每日停用 3～5 次，每次 5～10 分钟，停用时观察一般情况，如无异常逐渐增加停用次数和时间，直到完全停用。

（2）间歇指令通气（IMV）法：IMV 通气模式是为停用呼吸机而设计的。通过逐渐降低 IMV 频率，使自主呼吸次数增加，在呼吸机的协助下，增加患者呼吸肌肉活动，使患者在体力及精神上得到支持，待 IMV 频率降至 2 次/min 时，且患者呼吸平稳、血气大致正常，即可停用呼吸机。

（3）T 管法：在气管套管上连接一个 T 形管，可保证局部氧环境的稳定，气源流量为 10L/min，贮气管至少有 120mL 的容量，即可保证 50％的吸氧浓度。此法可用于机械通气时吸氧浓度已降到 40％以下的患者。

长期机械通气患者应采用逐步降低机械通气水平和逐步延长自主呼吸时间的脱机策略。

4．拔管

停用呼吸机之后，可继续让患者通过气管插管或气管切开套管吸入含一定氧浓度的湿化、加温的气体，同时观察一般情况、血气以证实患者不再需要机械通气治疗，即可拔管。对停用呼吸机无困难者只需观察 1 小时左右，但长期通气治疗的患者，停用呼吸机后至少观察 24 小时。

五、脱敏疗法

脱敏疗法又称减敏疗法、特异性免疫治疗。1997 年 WHO 提出了特异性变态反应疫苗治疗（SAV）的新概念。SAV 是过敏性疾病患者经过临床检查确定变应原后，将该变应原制成变应原提取液并配制成不同浓度的制剂，经反复注射或通过其他给药途径与患者反复接触，剂量由小到大，浓度由低到高，促使体内产生相应的抗体，从而提高患者对该种变应原的耐受性，当再次接触此种变应原时，不再产生过敏现象或过敏现象减轻。1997 年，日内瓦 WHO 变应原免疫治疗工作组会议公布了 WHO 立场文件，成为全球变态反应疾病的治疗指南。会议把变应原浸液改称为变应原疫苗，纳入药品管理和注册范围。1997 年，柏林国际变态反应研讨会明确指出了 SAV 的适应症、开始治疗的最好时机和疗程。由于采用高纯度、高免疫原性和低变应原性的标准化变应原制剂，加上治疗方法的改进以及非注射途径的应用，提高了 SAV 的疗效和安全性，成为目前哮喘病缓解期治疗的重要措施之一。

（一）SAV 的适应症

SAV 是迄今为止对过敏性疾病进行病因治疗的最直接方法，主要用于过敏性哮喘、过敏性鼻炎、花粉症、过敏性皮肤病和蜂毒过敏症等 I 型变态反应性疾病的防治。大多数变态反应学家认为 SAV 的适应症应该和长期预防性用药的适应症是相同的，即缓解期的抗感染治疗（包括吸入糖皮质激素或色甘酸钠等）与 SAV 可同步进行。辅助 SAV 可以改变包括哮喘病在内的 I 型变态反应疾病的自然病程。由于过敏性哮喘、过敏性鼻炎等过敏性疾病诱因多，特别是许多吸入性变应原很难避免，因此，SAV 具有更广泛的适应症。

（1）证实为 IgE 介导并已明确变应原的支气管哮喘患者，特别是一些难以避免的变应原所诱发的哮喘患者，应早期进行 SAV 治疗。

（2）哮喘的早期阶段，此时尚未发生气道不可逆性损伤，SAV 可以改变其自然病程，减轻气道慢性炎症，避免气道不可逆损伤。

（3）对于通过采用避免变应原措施或应用适当药物治疗后病情仍有进展或从过敏性鼻炎发展成哮喘的患者；过敏性鼻炎、过敏性鼻炎哮喘综合征和过敏性哮喘需每日用药物控制症状者和需常年预防用药者；通过吸入糖皮质激素和支气管解痉剂仍不能控制病情的哮喘患者等应考虑 SAV 治疗。

（二）SAV 的治疗方案

SAV 治疗应根据病因、疾病的特点、患者的生理病理情况，制订合理的治疗方案。常用的治疗方案有常规免疫疗法、季节前免疫疗法、突击免疫疗法；给药途径有注射、舌下含服和纳米脱敏治疗。注射给药方案的具体实施详见表 1-13。突击免疫疗法与常规免疫治疗相比，在注射次数相同的情况下，疗效比常规治疗组优越或相似，缩短了疗程。治疗方案中，最主要的是确定起始注射浓度。方法有两种：根据过敏原皮试的反应结果确定法和终点滴定法。终点滴定法是根据首次皮试的结果选择不同的过敏原种类和不同的过敏原浸液浓度再次进行皮试，通常以皮试结果转阴的最高浓度作为起始注射浓度。

表 1-13　临床常用的 SAV 治疗方案

治疗方案	分类		剂量和方法	疗程
常规免疫疗法	脱敏治疗	根据过敏原皮试的反应结果，确定起始注射浓度，然后从这一浓度开始逐渐递增过敏原浸液的注射数量和浓度，提高患者对过敏原的耐受力	①每周 2 次皮下注射；②从起始浓度始，依次注射 0.1、0.2、0.3、0.4、0.5……0.9 和 1mL，每一浓度注射 10 次后，再提高 10 倍浓度依照上法注射，至 $1:10^2$ 的浓度后转入维持治疗阶段	5～6 个月
			或每周 2 次，从起始浓度始，依次注射 0.1、0.15、0.25、0.4、0.65 和 1mL 注射剂量递增，至 $1:10^2$ 的浓度后转入维持治疗	3 个月
	维持治疗	指患者经脱敏治疗阶段后，给予能耐受的最大剂量维持治疗	①选择 $1:10^2$ 的浓度，剂量为 0.5～1mL；②每周 2 次，间隔 3～4 天，如病情持续稳定，可逐渐延长注射间隔，由每周 2 次改为每周 1 次、2 周 1 次、每个月 1 次，最后终止脱敏；③对于一些特应性素质较强	取得预定临床疗效后至少维持治疗 2 年以上
季节前免疫疗法		花粉过敏的哮喘通常呈季节性发作，对于这些患者可采用季节前脱敏治疗	①发病季节前 3～4 个月开始，注射方法同常规免疫治疗的脱敏阶段；发病季节到来后即可以停止免疫治疗，至次年发病季节前 3～4 个月再进行相同的脱敏治疗。②每年仅需注射 3 个月	4～5 年
突击免疫疗法		采用高剂量短时间给药，使机体迅速诱导产生足量 IgG 抗体，又不引起病情发作，主要用于季节前免疫疗法	3 日脱敏注射法：每日多次注射从 1:10 秒浓度开始，q2h，首次注射 0.1mL，每次递增 0.1mL，4～5 次/天	8～10 天达到维持治疗阶段
			逐日注射法：从 $1:10^5$ 浓度的 0.1mL 开始注射，qd，逐日递增 1 倍，增加过敏原的注射剂量，至 $1:10^3$ 浓度后逐渐减少递增倍数	1 个月左右达到维持治疗阶段

舌下含服脱敏治疗是将诱发过敏的物质（如尘螨活性蛋白）制成不同浓度的脱敏液，用患者能适应的小剂量每日给药，将脱敏滴剂滴于舌下，使其慢慢吸收，1～3min 后咽下，逐渐增大剂量，达到维持水平后持续足够时间，以提高患者的耐受力。舌下含服脱敏治疗已确定有效，并获得 WHO 认可，在欧美等发达国家得到大力推广。舌下含服脱敏治疗的突出优点是使用方便，患者可以在家中自己服用，免去注射带来的痛苦和恐惧感，并且更为安全。

纳米脱敏治疗是通过外用贴片包载的多种过敏原干粉中加入 TiO_2（二氧化钛）纳米微晶并配以远红外垫圈，TiO_2 纳米微晶在光和远红外线的催化下，能有效分解过敏原干粉中的有机物，产生游离小分子抗原；同时 TiO_2 纳米微晶在光催化下又能分解皮肤角质层蛋白，使上皮组织间隙增大，有利于促进小分子抗原连续不断并最大限度地渗透皮肤进入人体。机体在这些抗原的长期连续刺激下逐渐产生免疫耐受，对再接触过敏原不产生反应，从而达到机体完全脱敏的目的。

（三）注意事项

（1）脱敏注射应严格执行无菌技术。皮下注射，严防脱敏液直接进入静脉，以免产生强烈反应。

（2）选用标准化的符合各项技术要求的脱敏抗原。

（3）脱敏抗原应置于4～8℃冰箱内保存；每次使用前应做检查，如有沉淀混浊等情况，应马上更换新药。

（4）如注射后有较严重过敏或正遇患者病情发作，可以推迟注射日程，待好转后继续注射。

（5）终止注射2周以上再注射，剂量应较上次降低，为本次疗程初始剂量继续注射；终止1个月以上，再次注射应降低1个浓度级；终止2个月以上，应以初始浓度进行注射。

（6）出现局部症状时，下次脱敏时应维持原量或适当减少剂量。

（7）脱敏治疗期尽量避免应用皮质类固醇药物，因其可抑制抗体合成。

（8）注意禁忌症。对于以下情况不主张使用SAV：①重度哮喘者；②合并慢性支气管炎、阻塞性肺气肿者；③病情不稳定者；④孕妇，合并妊娠的患者一般不主张进行SAV治疗，但怀孕前已进行SAV，可不必停药；⑤合并严重自身免疫性疾病或恶性肿瘤的患者，如患者伴有结缔组织疾病、自身免疫性疾病、淋巴组织增生性疾病等较为严重的免疫性疾病时禁忌使用；⑥合并高血压、冠心病及β-受体阻断药治疗者禁忌使用；⑦缺乏依从性的患者不宜使用。

综上所述，进行SAV治疗应严格掌握适应症和禁忌症，综合评价疗效与副作用之比，选择合适的患者达到最佳治疗效果，并避免严重副作用的出现。

六、外科治疗

外科治疗是呼吸系统疾病综合治疗的一个组成部分，目的是切除病灶或病变组织，促进愈合，包括常规的外科手术治疗、引流和借助影像设备（CT、MR、B超）的引导对病灶局部进行的介入治疗等。

（一）引流在呼吸科的应用

外科引流是将积存于体腔内、关节内、器官或组织的液体（包括血液、脓液、炎性渗液、胆汁、分泌液等）引离原处和排出体外，以防止在体腔或手术野内蓄积，继发压迫症状、感染或组织损害。引流术在呼吸科也是一种常规的治疗手段，可治疗脓胸、创伤性血胸及气胸、自发性气胸等，还可促进支气管扩张和肺脓肿患者脓痰的排出，缓解呼吸困难的症状。临床应用的引流方式主要有胸膜腔引流和体位引流，其主要适应症和注意事项如下。

（1）水封瓶闭式引流：利用胸膜腔内压力增高，通过水封瓶引流排气。

适应症：自发性气胸、反复发作的气胸、张力性气胸、液气胸、血气胸、脓胸、肺功能不全患者继发气胸。

注意事项：①水封瓶放在床边低于胸膜腔位置30～50cm处，以防瓶内液体逆流造成污染；②引流管置于瓶内水面下1～2cm；③水封瓶每日更换，伤口注意换药；④观察水封瓶水柱波动，避免引流管因折弯或分泌物淤积而阻塞或漏气或导管脱出胸膜腔外。

（2）负压吸引水封瓶闭式引流：在水封瓶排气管中安装一个压力调节瓶，调节负压。

适应症：适用经水封瓶引流48小时后肺尚未复张的张力性气胸、液气胸、闭合性气胸或合并肺气肿者，如负压吸引水封瓶引流仍不能使肺复张，可加机械吸引装置，使负压持续吸引。

注意事项：①压力调节管下端离水面 8～12cm，即抽吸负压为 0.784～1.18kPa（8～12cmH$_2$O），最深不宜超过 14cm；负压过高，外界空气可由压力调节管进入瓶内。②如有胸腔积液，可在水封瓶前加一个液体收集瓶，以便观察排液情况。

（3）体位引流：病变部位处于高位，引流支气管的开口向下，痰液借重力作用，顺体位引流气管咳出。

适应症：适用于肺脓肿、支气管扩张等有大量痰液而排出不畅时。

注意事项：①近 2 周内曾有大咯血史；②呼吸功能不全、呼吸困难及发绀者；③心血管疾病或年老体弱不能耐受者；④宜饭前进行。

胸腔闭式引流拔管指征：①生命体征稳定；②引流瓶内无气体溢出；③引流液体很少，24 小时内引流量＜100mL；④听诊肺呼吸音清晰，胸片示伤侧肺复张良好即可拔管。

（二）介入治疗

介入治疗指借助影像设备（CT、MR、B 超），经皮穿刺插管或利用纤支镜，到达靶器官或相应的病变部位，确定病变部位和病因，并采用相应的治疗措施达到治疗的目的。呼吸科常用的介入治疗主要有支气管动脉内药物灌注治疗、肿瘤供血动脉栓塞治疗、支气管动脉出血栓塞治疗、肺动静脉瘘栓塞治疗、气管支气管内支架植入术、深静脉血栓-肺栓塞局部溶栓碎栓治疗等。其中支气管镜检查为呼吸科常用且较为重要的诊断和治疗手段。

呼吸科常见的介入治疗技术及其适应症详见表 1-14。

表 1-14　呼吸科常见的介入治疗技术及其适应症

介入技术	适应症	方法和材料	注意事项
支气管动脉内药物灌注治疗	非小细胞肺癌和肺转移瘤的病例	经导管内灌注化疗药物：多柔比星类、铂类、氟尿嘧啶类、依托泊苷、丝裂霉素等。根据病情选择 2～3 种化疗药物灌注	手术时要确保导管头位于支气管动脉内；熟悉化疗药物的特性，大剂量顺铂灌注应先行水化、利尿和脱水治疗以保护肾功能
支气管动脉栓塞术	多种原因引起的肺部大咯血	行局部栓塞治疗。栓塞材料：吸收性明胶海绵与聚乙烯醇微球，注射时应在透视下缓慢进行	普通造影导管注入可选吸收性明胶海绵颗粒或较粗大的微球，使用微导管时，应选用 300nm 以下的微球
气管、支气管支架植入术	气管支气管狭窄造成的呼吸困难	经口腔插入 8～9 号气管插管，再经麻醉插管放置气管支架（直径为 20～25mm、长度为 50mm 的 Z 形结构支架），主支气管支架直径为 15mm。选用网格型支架时应选择较大网眼的支架	支架释放时应确认位置无误，气管上段支架释放时，支架上缘必须放在声门下方，以免影响发声运动
深静脉血栓-肺栓塞介入治疗	深静脉血栓	介入溶栓术、血栓负压抽吸术、介入碎栓消融术、静脉内球囊扩张成形术、静脉内金属支架成形术、下腔静脉滤器植入术等	术后正规抗凝、祛痰治疗

（三）手术

对于某些呼吸系统疾病，经常规内科治疗后不能取得满意的临床疗效，需要借助外科手术治疗。外科手术在呼吸系统疾病的适应症见表1-15。

表1-15　呼吸系统疾病外科手术的适应症

疾病	手术适应症	肺移植
肺曲菌病	形成曲霉球，手术切除	—
肺脓肿	切除病变肺组织	—
肺结核	①直径3cm以上的结核球，正规全程化疗无变化；②厚壁或张力空洞，正规治疗后空洞不闭，继续排菌者；③肺结核大咯血，合并支气管扩张，反复咯血，内科止血无效；④一侧肺毁损，治疗后仍排菌或咯血；⑤肺门、纵隔、气管淋巴结核造成支气管狭窄或支气管瘘；⑥结核性脓胸或支气管胸膜瘘	—
支气管扩张	反复发作急性下呼吸道感染或大咯血、病变范围局限于一侧肺、不超过2个肺叶，药物治疗控制不佳，全身情况良好，可根据病变范围做肺段或肺叶切除术	所有治疗仍致残患者，可考虑肺移植
肺大疱	①小儿先天性肺大疱，反复发作者，可手术切除；②成人肺大疱，出现呼吸窘迫、感染、出血及反复并发气胸者，可切除大疱；双侧肺大疱，应先切除较严重侧，必要时6个月后再施行另一侧手术	—
COPD	如伴有肺大疱，呼吸困难，可行切除术、肺减容术	呼吸衰竭，需长期氧疗者
肺癌	①主要适用于非小细胞肺癌；②对于范围局限的结节型肺泡细胞癌，手术切除疗效较好；③肺癌无转移，无严重心肺功能低下或近期心绞痛发作者；无重症肝、肾疾患及严重糖尿病者，一般可做外科手术治疗	—

七、康复治疗

慢性呼吸疾病包括慢性阻塞性肺疾病、弥漫性间质性肺炎、支气管扩张、支气管哮喘和肺结核等，这些疾病随着病情的进展，肺功能呈现进行性下降，当肺功能损害到一定程度后，会出现以呼吸困难为主的呼吸道症状，逐渐并发肺心病和呼吸衰竭，严重影响患者的生活质量，其致残、致死率较高。慢性呼吸疾病已经成为我国城市人口的第四大杀手、农村第一杀手，成为我国四大慢性病之一，国家卫生和计划生育委员会因此把慢性呼吸疾病列为重点防控的慢性病之一。

康复治疗是促进受伤患者和残疾人身心功能康复的治疗，常与药物治疗、手术疗法等临床治疗综合进行，是一种重要的治疗手段。康复治疗可以减少慢性呼吸疾病的急性发作次数，减少肺功能的损害，延缓肺功能的下降，提高患者的生活质量，降低致残、致死率。

呼吸康复治疗包括呼吸生理治疗、肌肉训练、营养支持、精神治疗与教育等多个方面的措施。

呼吸生理治疗包括帮助患者咳嗽,用力呼气以促进分泌物排出;使患者放松,进行缩唇呼吸以及避免快速浅表的呼吸以帮助克服急性呼吸困难等措施。肌肉训练有全身性运动与呼吸肌锻炼,前者包括步行、爬楼梯、骑车等,后者有腹式呼吸锻炼等。营养支持方面,应要求达到理想的体重;同时避免过高碳水化合物饮食和过高热卡摄入,以免产生过多二氧化碳。辅助治疗包括家庭氧疗、无创呼吸机通气减轻呼吸肌疲劳、雾化吸入等,其中无创通气治疗能解决慢性呼吸疾病肺功能差导致的呼吸肌肉疲劳,缓解呼吸困难,这是药物无法解决的问题。

1. 精神治疗与教育

患者对慢性病的认识从心理上可分为以下四种类型。

(1) 怀疑:患病初期患者不相信疾病的严重性,对医务人员的劝诫不以为意,经常否认自己的病史和不良生活习惯,治疗依从性较差。对这个阶段的患者可一方面经常讲解有关疾病的常识和及时治疗的重要性,另一方面积极采取预防和治疗措施,预防疾病的进一步发展。

(2) 悲观:患者认识到病情的严重性后,悲观失望,加重了主观症状和体力活动的困难,过分依赖医生和药物,积极治疗的同时又担心费用。此时应教育患者适当参加一定的社会活动,进行康复治疗,积极预防感冒,减少急性发作次数。

(3) 适应:患者能正确面对并认真执行康复计划和治疗措施。此时应引导患者继续正确的康复训练,增加预后效果。

(4) 坚强:患者通过治疗,恢复了战胜疾病的信心,此时应拟定一个切实可行的康复计划,嘱患者坚持康复治疗,定期复查。对这类患者应给予肯定和鼓励。

2. 康复医疗措施

(1) 预防感冒:锻炼身体,增强抵抗力,可试用一些免疫调节剂,如气管炎菌苗、卡介苗提取物、流感疫苗等。感冒流行时避免外出。可在中医指导下给予"扶正固本""冬病夏治"药物,减少慢性病的急性发作。

(2) 家庭氧疗:慢性低氧血症患者,有条件的可进行家庭氧疗,氧浓度控制在 $1\sim2L/min$,每天吸入 15 小时以上(吸入时间短时效果差)。

(3) 排痰:如无心力衰竭者可多次饮水,稀化痰液,或服用祛痰药物和吸入支气管扩张剂等。可采取有效咳嗽方式(如坐在床边,两腿下垂,手扶床边或桌上),也可请家属用"空心拳"轻拍胸背。

(4) 呼吸方式训练

缩唇呼气法:当患者呼气时将口唇缩小些,以延长呼气时间,增加口腔压力,压力传至末梢气道,避免小气道过早关闭而减少肺泡内"气陷",减轻肺充气过度。此外,还可在练习后减少呼吸频率,增加潮气量,从而改善肺泡有效通气量。

腹式呼吸法(膈肌运动锻炼):方法是平卧在床上,一只手平放在上胸部,另一只手放在腹部脐周,让腹肌放松,平静地、缓慢地进行腹式呼吸运动。吸气时腹部的手感到向上抬,而胸部无明显移动感(呼气时腹移动相反)即证明是腹式呼吸。每天由数分钟起开始锻炼,逐步加长时间,久之便不自觉地习惯于腹式呼吸。有效的标志为:①呼吸频率下降;②潮气量增加;③肺泡通气量增加;④功能残气量减少;⑤咳嗽咳痰能力增强。

器械应用：可用专门器械训练呼吸肌能力和耐力，也有用"体外电膈肌起搏仪"增加膈肌肌力者。

（5）戒烟：戒烟是保护肺功能的第一步，鼓励患者戒烟，和患者或其家属制订戒烟协议，帮助患者成功戒烟。

（6）体育锻炼：坚持适量的有氧运动，循序渐进，病重者可在床上进行全身肌肉松弛锻炼，包括头颈、四肢、胸腹全身肌肉，分别活动。如尚能起床活动，可按体力情况，进行太极拳或散步等运动。平时喜欢骑车者，仍可骑车代步。

实践证明通过呼吸康复治疗可以明显减少患者因病情急性加重而住院的次数，减少住院天数和医疗费用。

第三节　呼吸系统常见疾病的健康教育

由于呼吸系统结构的特殊性，呼吸系统疾病的发生、发展不可避免，但日常生活中人们如果能够了解和掌握一些与疾病相关的医学知识，懂得疾病的一般预防和治疗措施，就可有效地减少慢性呼吸性疾病的急性发作次数，减少住院次数。

一、肺炎的健康教育指导

（1）注意休息，避免劳累，定时开窗通风，保持室内空气新鲜。通风时注意患者的保暖，避免冷空气直吹或对流。

（2）注意防止上呼吸道感染，加强耐寒锻炼，增强抵抗力。

（3）避免淋雨、受寒、醉酒、过劳等诱因。

（4）积极治疗原发疾病如慢性肺心病、慢性肝炎、糖尿病和口腔疾病等有利于预防肺炎的发生。

（5）给予高蛋白、高热量、高维生素、易消化的饮食，鼓励患者多饮水，每日至少 2000～4000mL。

（6）必要时可遵医嘱接种肺炎链球菌疫苗。

二、自发性气胸的健康教育指导

（1）加强营养，进食高蛋白、高热量、低脂肪食物，增强体质。进食粗纤维食物，保持大便通畅。

（2）卧床休息，吸氧有利于气体的吸收。胸痛时取患侧卧位，胸闷时取半卧位，可适当活动，但避免剧烈运动。

（3）鼓励患者每 2 小时进行 1 次深呼吸、咳嗽、吹气球或瓶子练习，以促进肺扩张，加速胸腔内气体排出。

（4）避免抬举重物、剧烈咳嗽、屏气、用力排便等。

（5）注意劳逸结合，气胸痊愈后 1 个月内不要进行剧烈运动，如打球、跑步等。

（6）气胸出院后 3～6 个月内不要做牵拉动作、扩胸运动，以防再次诱发气胸。

（7）吸烟者应戒烟。

（8）保持心情愉快，避免情绪波动。

三、支气管哮喘的健康教育指导

（1）避免哮喘的诱因。可诱发的因素有呼吸道病毒感染，室内滋生于床铺、地毯、沙发、绒制品等处的尘螨，动物的皮毛，情绪波动，精神创伤，接触冷空气，剧烈运动，以及食用易过敏食物等。哮喘患者应注意针对性寻找和避免接触敏感因素，以免诱发哮喘。

（2）室内不种花草，不养宠物，经常打扫卫生，清洗床上用品，在打扫时患者最好离开现场；避免冷空气、烟雾和灰尘。

（3）禁止吸烟，避免接触烟雾及刺激性气体。

（4）多补充水分，急性发作期要多饮水，并进食半流质食物，以利于痰液湿化和排出。

（5）随身携带止喘药，学会疾病发作时进行简单的紧急自我处理方法，要认识哮喘的发作先兆，如打喷嚏、鼻痒等。

四、慢性阻塞性肺疾病的健康教育指导

1. 住院健康指导

（1）心理指导：患者病情易反复，需要反复进行门诊或住院治疗，呼吸困难的痛苦经历、医疗费用的增加、劳动能力的减弱等原因使患者常常出现焦虑、恐惧、抑郁的心理问题。医护人员应该运用沟通技巧与患者进行有效的沟通，帮助患者正确面对疾病，消除患者不必要的恐惧和焦虑情绪。

（2）饮食指导：进食高热量、高蛋白、高维生素、清淡、易消化的食物，如瘦肉、豆腐、蛋、鱼、新鲜蔬菜、水果等。

（3）休息运动指导：合理休息，加强体育锻炼，增强机体抵抗力。急性发作期应当卧床休息；急性期过后，可以进行适当的运动，锻炼身体。根据患者体力，可以参加一些适当的活动，如慢跑、太极拳、柔软操、步行等。

（4）用药指导：严重肺功能不全者，镇静药要慎用，因其抑制呼吸；禁用吗啡、可待因等药物；正确使用定量吸入性气雾剂。

（5）疾病指导：①协助患者制订呼吸运动训练计划，指导患者呼吸功能锻炼方法，如缩唇腹式呼吸、呼吸体操训练等，改善呼吸功能；②鼓励患者有效地呼吸和咳嗽、咳痰；③指导患者正确进行雾化吸入、排痰或胸部叩击协助排痰；④根据患者病情需要鼓励患者多饮水，可使痰液稀释，易于排出。

2. 出院健康指导

（1）居室内保持空气清新，多通风，若条件允许多到户外呼吸新鲜空气。

（2）协助患者戒烟，制订戒烟计划。因为吸烟可使支气管柱状纤毛上皮鳞状化改变，纤毛运动障碍，吞噬细胞功能下降，诱发痰液增多引起咳嗽。

（3）避免受凉、淋雨、过度疲劳等诱发呼吸道感染的因素。

（4）过敏体质者远离过敏原，避免过敏原刺激。

（5）每天有计划地进行运动锻炼，如散步、慢跑等，以不感到疲劳为宜。加强耐寒训练，用冷水洗脸等，增强机体抵抗力。

（6）指导患者进行呼吸肌功能锻炼。

（7）指导患者正确接受家庭氧疗，正确使用氧疗装置，向患者及家属说明长期家庭氧疗的必要

性及益处，取得患者的积极配合。长期氧疗的目的是纠正低氧血症，改善生活质量和神经精神状态，减轻红细胞增多症，预防夜间低氧血症，改善睡眠质量，预防肺心病和右心衰竭的发生。长期氧疗能延长患者的生存期，降低病死率。每日至少吸氧15小时，一般主张低流量吸氧。

五、慢性肺源性心脏病的健康教育指导

（1）指导患者和家属了解疾病发生、发展过程及防止急性发作的重要性，减少反复发作的次数，避免和防止各种可能导致病情急性加重的诱因。

（2）坚持家庭合理氧疗，持续低流量、低浓度吸氧，氧流量为1～2L/min，浓度在25%～29%，吸氧的时间在15小时以上。坚持持续吸氧，特别是夜间吸氧有利于提高患者生活质量。

（3）鼓励患者戒烟，吸烟会导致气道净化功能减弱，易发生感染。

（4）指导患者进食高蛋白、高热量、高维生素、低糖食物，避免进食产气及引起便秘的食物。腹胀期间可进流质或半流质饮食，少量多餐，适量饮水，并且保持口腔清洁。

（5）病情缓解期，可根据心肺功能情况进行适当的体育锻炼和呼吸功能锻炼，如散步、打太极，进行腹式呼吸、缩唇呼吸等。

六、支气管扩张的健康教育指导

（1）饮食指导：进食高蛋白、高热量、高维生素且营养丰富的饮食，如蛋、鱼、肉和新鲜蔬菜、瓜果等。咯血者应给予温凉、易消化的半流质，大咯血时应禁食，忌饮浓茶、咖啡等刺激性饮料。

（2）休息与活动指导：急性期应注意休息，缓解期可做呼吸操和适当的全身锻炼；合并感染有发热、咳嗽、咯血时应卧床休息，大咯血时绝对卧床休息。坚持参加适当的体育锻炼，如慢跑、散步、打太极等。

（3）日常生活指导：①避免劳累及情绪波动，保持心情愉快。②及时增减衣服，避免感冒。③注意口腔卫生，定期更换牙刷。④戒烟，避免接触烟雾及刺激性气体。⑤体位引流可促进痰液的排出。咯血时应轻轻将血咳出，切忌屏住咳嗽以免窒息。

七、呼吸衰竭的健康教育指导

1. 饮食指导

根据呼吸衰竭患者病情轻重及其对饮食护理要求的不同，给予相应的指导。

（1）重症期：给予高蛋白、高热量、高维生素等易消化的流质或半流质饮食。在心功能允许的情况下，鼓励患者多饮水，补充足够的水分，使痰液易于咳出，减少并发症。

（2）缓解期：指导患者逐步增加食物中的蛋白质和维生素，食物以软而易消化的半流质为主，可选用稀肉粥、馒头、新鲜蔬菜及水果等，每天5～6餐。

（3）恢复期：指导患者进普食，食物宜软、清淡可口。

2. 休息与活动指导

（1）重症期：应卧床休息，帮助患者取舒适且有利于改善呼吸状态的体位，可协助半卧位或坐位，若病情允许可协助患者趴伏在桌上。

（2）缓解期和恢复期：根据患者的情况指导患者制订合理的活动和休息计划，指导患者避免耗氧量较大的活动，并在活动中注意休息。

3．氧疗指导

氧疗是低氧血症患者的重要处理措施，应根据基础疾病，呼吸衰竭的类型和缺氧的严重程度选择适当的给氧方法和吸氧的浓度。Ⅰ型呼吸衰竭患者需吸入较高浓度的氧（浓度>35%），Ⅱ型呼吸衰竭患者给予低浓度的持续氧（浓度<35%）。

4．日常生活指导

（1）增强体质，避免各种诱因，避免疲劳、情绪激动等不良因素刺激，告诫患者戒烟，少去人群拥挤的地方，减少感染的机会。

（2）合理安排膳食，加强营养，少食多餐，保持大便通畅。

（3）指导患者进行呼吸功能锻炼，有效咳嗽、排痰。

（4）进行家庭氧疗，可改善低氧血症，提高生活质量，延长存活期，改善睡眠状态，避免夜间低氧血症的发生。

（5）患者若有咳嗽剧烈、痰液增多和变黄、排痰困难、气急加重等变化，应尽早就医。

八、肺癌的健康教育指导

（1）戒除吸烟，这是预防肺癌最有效的方法。

（2）少饮烈性酒。

（3）进食应细嚼慢咽，不食过烫食物；不吃霉烂变质食物，少食腌制和烟熏食品；每日进食水果、蔬菜、粗制谷类。

（4）脂肪摄入勿过多，摄入量控制在摄入总热量的30%以下，即每日食用动植物性脂肪50～80g；多吃新鲜蔬菜和水果，每天10g纤维和一般水平的维生素。

（5）不滥用药物，尤其不要滥用性激素类药及有细胞毒性的药物，防止药物致癌危险。

（6）注意室内通风，注意厨房里的污染，加强厨房通风。

（7）培养乐观、豁达的个性；每天至少运动3次，保持合理体重。只要多加注意，做到早防早治，呼吸系统疾病是可以预防的。

第二章　哮喘的病因与发病机制

第一节　病因学

　　本病的病因极为复杂，目前主张将引起哮喘的诸多因素分为致病因素和诱发因素两大类。致病因素是指哮喘发生的基本因素，是哮喘发病的基础；诱发因素是指患者在 已有慢性气道炎症及气道高反应性的基础上，促使哮喘急性发作的因素，又称激发因素。因为两者的界限有时分不清，所以，这样的分类方法并不是很理想。

　　也可将哮喘的病因分为内在因素和环境因素。内在因素包括哮喘患者的遗传素质、免疫状态、内分泌调节、心理状态等。内在因素或环境因素在哮喘的发病中既起致病作用，又起诱发作用。

　　无论分类方法如何，大多认为哮喘是一种多基因遗传病，受遗传因素和环境因素的双重影响。

一、遗传因素

　　哮喘与遗传的关系已日益引起重视。哮喘发病有家族性，提示遗传因素与发病相关。根据家系资料，早期的研究大多认为哮喘是单基因遗传病，有学者认为是常染色体显性遗传的疾病，也有认为是常染色体隐性遗传的疾病。目前大多数学者倾向于认为哮喘是一种多基因遗传病。其遗传度在70%～80%。多基因遗传病是由于位于不同染色体上多对致病基因共同作用所致，这些基因之间无明显的显隐性区别，各自对表现型的影响较弱，但有累加效应，发病与否受环境因素的影响较大。所以，支气管哮喘是由若干作用微小但有累加效应的致病基因构成了其遗传因素，这种由遗传基础决定一个个体患病的风险称为易感性。而由遗传因素和环境因素共同作用并决定一个个体是否易患哮喘的可能性则称为易患性。

　　遗传度的大小可衡量遗传因素在其发病中的作用大小，遗传度越高则表示遗传因素在发病中所起的作用越大。许多调查资料表明，哮喘患者亲属患病率高于一般群体患病率，并且亲缘关系越近，患病率越高；在一个家系中，患病人数越多，其亲属患病率越高；患者病情越严重，其亲属患病率也越高。有学者调查哮喘患儿一、二级亲属的哮喘患病率，并与对照组比较，哮喘组中一级亲属哮喘患病率为 8.2%，二级亲属患病率为 2.9%，前者的哮喘患病率明显高于后者。对照组的一、二级亲属哮喘患病率分别为 0.9% 和 0.4%，其患病率分别低于哮喘组一、二级亲属的哮喘患病率。

　　哮喘的重要特征是存在气道高反应性，对人和动物的研究表明，一些遗传基因控制着气道对环境刺激的反应。有学者采用乙酰甲胆碱吸入法测定 40 例哮喘患儿双亲及 34 例正常儿童双亲的气道反应性，哮喘患儿双亲大多存在不同程度气道反应性增高，PC_{20}（引起 FEV_1 下降 20% 的乙酰甲胆碱浓度）平均为 11.6mg/mL，而正常儿童双亲的 PC_{20} 均>32mg/mL，说明哮喘患者家属中存在气道高反应性的基础，故气道高反应性的遗传在哮喘的遗传中起着重要的作用。

　　对哮喘的遗传大多从免疫遗传学角度考虑。目前，对哮喘的相关基因尚未完全明确。大多数过敏性哮喘具有特应症的表现，即对多种外界变应原的刺激，过度地产生特异性免疫球蛋白。IgE 介导的肥大细胞被激活所致的一型超敏反应是发病的重要因素，但不能解释全部病因。特异性过敏体质由两种不同的遗传机制控制，基础 IgE 水平的遗传控制和特异性 IgE 反应的遗传控制，这两种遗传机制影响了其 IgE 的量和质。遗传因素控制人体产生特异性 IgE 的免疫反应基因和非特异性 IgE 合成的调节基因，使人体神经系统或气道的受体处于不稳定或反应性增高状态。总 IgE 及特异性 IgE（sIgE）的产生及气道的高反应性均为特定基因控制。有研究表明，可能存在有哮喘特异基因、IgE 调节基因和特异性免疫反应基因。20 世纪 90 年代英国学者发现人体第 11 对染色体 Bq 存在与特应症发病有关的基因，证实此基因与产生特异性 IgE 有关。常染色体 11q12q13 含有哮喘基因，控制 IgE 的反应性；过敏性哮喘与第 11 染色体上 D11S97 的 DNA 多态性有关。1994 年有学者发现哮喘患者第 5 对染色体 31 区的调控白细胞介素的基因发生异常。1997 年日本学者发现染色体 5q31-q33 与哮喘或特应症有关。有学者证明了在染色体 5q31-q33 上或附近的 IL-4 基因、IL-9 基因以及 D5S393 与哮喘关系密切。近几年国外对血清总 IgE 遗传学的研究结果认为，调节总 IgE 的基因位于第 5 对染色体；控制特异性免疫反应的不是 IgE 调节基因，而是受免疫反应基因所控制，免疫反应基因具有较高的抗原分子的识别力，在小鼠实验中证实免疫反应基因位于第 17 号染色体上的 MHC 区域中。有研究表明，人类第 6 号染色体上 HLA 区域的 DR 位点也存在免疫反应基因，控制了对某种特异性抗原发生免疫反应。所以，在哮喘的发病过程中受 IgE 调节基因和免疫反应基因相互作用的影响。

此外，哮喘还存在与其他遗传有关的因素，如神经系统和呼吸系统中的细胞受体，由于遗传而处于不稳定状态或反应性改变，由于遗传而使支气管黏膜通透性增高或出现解剖学上的异常，某些酶的过多或先天性缺乏等。总之，哮喘与遗传的关系，有待深入研究探讨，以利于早期诊断、早期预防和治疗。

二、其他因素

哮喘的形成和反复发病，常是许多复杂因素综合作用的结果。

1. 吸入物

吸入物分为特异性和非特异性两种。前者如尘螨、花粉、真菌、动物毛屑等；非特异性吸入物如硫酸、二氧化硫、氯氨等。职业性哮喘的特异性吸入物如甲苯二异氰酸酯、邻苯二甲酸酐、乙二胺、青霉素、蛋白酶、淀粉酶、蚕丝、动物皮屑或排泄物等，此外，非特异性的尚有甲醛、甲酸等。

（1）灰尘：各种各样的灰尘常可激发或加重哮喘的发作，无机尘如街道上的灰尘常是一种刺激性物质。有机尘可以是刺激性也可由免疫介导而引起反应。家尘是由各种成分组成的，主要有腐烂物质，被褥、衣服、破旧家具等产生的脱屑、皮屑、细菌、霉菌等。某些有过敏体质的患者，可用粗制的灰尘浸出液皮试而呈阳性反应，但不同来源的灰尘含有各种不同的成分。

（2）花粉：花粉是植物的雄性生殖细胞，通过风媒、虫媒两种方式来传播。依靠昆虫传播授粉的花称为虫媒花，花的色彩鲜艳、气味芳香，还有蜜腺。由于虫媒花是靠昆虫传播授粉，因此，在空气中播撒花粉量很少，一般不会引起过敏。而风媒花则是经风带花粉而授粉的花，花形不美观，无芳香的气味，花的数目很多，花粉量大，所以风媒花经风传播后，空气中花粉量较多。又因花粉直径一般在 30～50μm 左右，它们在空气中飘散时，极易被人吸进呼吸道内。有过敏体质的人吸入这些花粉后，会产生过敏反应，这就是花粉过敏症。花粉过敏症的主要症状为打喷嚏、流鼻涕、流眼泪、鼻、眼及外耳道奇痒，严重者还会诱发气管炎、支气管哮喘（多发在夏秋季）。据资料统计，我国城市居民发病率为 0.9%左右，流行区可达 5%左右。

花粉之所以会引起人体过敏，是由于花粉内含有丰富的蛋白质，其中某些蛋白质成分是产生过敏的主要致敏原。花粉是由植物蛋白等 20 多种成分组成，具有很强的抗原性。当人们吸入花粉后，一般并不引起过敏反应，而对于某些过敏体质的人来说，对花粉特别敏感，微量的花粉就可使其产生大量相应的抗体，如果这种抗体再和相应的花粉（抗原）相遇，就会引起过敏反应，产生上述症状或发生疾病。有的花粉病是由于花粉在空气中停留的时间较长，受到某些化学污染物的污染，花粉粒成了污染物的载体，也会引起过敏反应。

由于花粉在空气中传播受风、降水、气温、湿度以及天气状况的影响，所以，了解在不同天气条件下花粉浓度情况，对花粉过敏症患者更有意义。一般情况，在晴天少云、气温相对较高、空气较干燥，且风速较大的天气中，花粉在空气中浓度较高，花粉过敏症患者人数增加，症状加重。而在降雨天气中，花粉受雨水的冲刷，在空气中浓度较小，花粉过敏症患者相对减少，症状相对缓解。

近年来的研究表明，花粉症患者对花粉浓度的反应是因人而异的，有的患者过敏性反应很强，哪怕是只吸入少量花粉也能致敏，而有的患者是在空气中花粉浓度达到一定高值时才会产生过敏反应。但花粉症严重患者可反复发作，给患者带来痛苦，甚至危及患者生命。

虽然在大自然当中有数不清的花草树木，但是能引起特异体质过敏的花粉却只有很少的数目，以风媒花为主，而且这种病的发病率还与绿化程度有关。我国的患者人数是 0.5%～1%，最高在 5%左右；日本则达到 10%，因为其绿化覆盖率高，空气中花粉含量较多。

因吸入花而引起的哮喘，称之为花粉性哮喘，是在一定地区及季节内因吸入某些致敏花粉，而引起季节性发作或季节性加重的支气管哮喘。典型者在一定月份内先出现花粉症等前驱症状，逐渐形成阵发性的发作。由某种花粉引起的单纯性哮喘的发作期限，一般由花粉期的长短决定，发作时症状与典型支气管哮喘无异，药物治疗效果很差。无并发症者可随空中花粉的消失而自行缓解。

作为致敏原的花粉，必须具备下列 5 个条件：①产量多；②善于在空中飘浮而且适于远距离飞扬；③含有致敏毒性；④产生这些花粉的植物以风媒类型为主；⑤这些植物在当地广泛分布。花粉症发病具有明显的季节性，随花而来，落花而去。在我国北方，每年花粉症发病的两个高峰期主要是 4 月至 5 月和 8 月至 9 月。花粉症的发病也有明显的地区性特征，我国北方地区风大干燥，南方湿润多雨，因此花粉症多以北方为主，南方次之。可见，花粉症与气象条件有关。

通常气温越高，植物发芽开花期提前，播粉也提前；成熟越早，花粉量也就增多。而对于不同的地区来说，纬度越高，气温越低，植物开花时间也越推迟。在气温条件相同的情况下，雨水充足，一般有利于植物的生长成熟，使播粉期提前，花粉量也增多。但在植物播粉期间如果雨水过多，反而阻碍花粉的释放和输送扩散。雨天空气中的花粉数量要比晴朗天气减少很多，花粉症患者症状因此而减轻。

风力增大时有利于花粉的释放和传播，因此在刮风时空气中的花粉数量明显增多，花粉症患者症状也就加重。据采样观测，花粉在大风中可以传送至几百公里到 1000 余公里的地方。

季节性过敏性鼻炎主要的诱发因素为野草草种、野花花粉、蒿属花粉、藜科以及豚草花粉等。但近年由于工业化进程的加快，大气污染加剧，使原来不是过敏性体质的人也变成过敏性体质。有一种叫豚草的植物分布在美国和加拿大一带，其花粉是引起过敏性鼻炎和支气管哮喘等变态反应症疾病的主要致敏病原，发病人数以千万计。中国没有此类原生的植物。但不幸的是，目前豚草已经入侵中国，初期出现在沿海一带，现在有逐渐向内地扩展的趋势，有些地方豚草滋生已成燎原之势，已入侵到我国 15 个省（自治区、直辖市）。

一种野生杂草蒿属植物花粉可引起哮喘。蒿属植物是一种野生杂草，在北京地区大量蔓生，秋季开花，风媒性花粉随风飘散。有过敏体质的人长期吸入后开始过敏，每年到了花粉季就出现种种症状。进一步调查发现，蒿类植物在我国北方包括东北、西北及华北地区均大量生长，因此，此类季节性哮喘和鼻炎患者在我国北方大量存在，其总患病率为 1%左右。近年来还发现一些其他的致敏花粉如葎草、杉类。

（3）尘螨：自 20 世纪 60 年代中期，世界各国通过临床观察，尘螨的特异性皮肤测验、鼻黏膜和支气管激发试验、嗜碱性细胞脱颗粒试验等测定，先后证实尘螨是过敏性哮喘的最主要过敏原。尘螨已引起临床的广泛重视。尘螨过敏性哮喘的发病率与流行病学调查显示，尘螨水平高的地区尘螨过敏性哮喘的发病率亦明显增加。大量文献证明，它是全球包括中国在内最常见的致敏原，超过 70%的过敏病与它有关。在英国，80%的气喘孩童对屋尘螨过敏，并且 7 个小孩中就有 1 个患有气喘。

在众多的吸入性过敏原中，尘螨是最大的元凶，这是一种外形像蜘蛛的扁虱动物，已和人类共处千万年，虫体的直径只有 200～300μm，比粉笔屑还小，一般肉眼是看不见的。尘螨滋生于人类居住环境中，如卧室、床褥、枕头、沙发、衣服等处极多，学校地板、棉纺厂、面粉厂、食品仓库等处也有尘螨。螨主要靠吃人的皮肤每天掉下来的鳞屑为生，一只枕头内可找到多达 6500 只尘螨，而一条床垫内竟可藏有 200 万只尘螨。使用 6 年的旧枕头中，其 25%的重量是由灰尘、尘螨和过敏原组成。沙发垫、椅垫、地毯和其余海绵或纤维织物也都是尘螨生长的温床，以至尘螨大量繁殖，进入每户人家，无一幸免。当 1g 屋尘中含有 100 只尘螨时，就足以致病。螨性过敏发病率儿童大于成人，男性高于女性。

尘螨的生命周期为 2 个多月，雌螨一生可产下 100 个卵以上，有机物如霉菌、食物碎屑、皮屑等均是螨类所喜爱的食物。尘螨一天可制造高达 20～30 个排泄物。这些排泄物很小，可以在静止的空气中悬浮长达 20 分钟。引起人类过敏的是尘螨的躯干和它们的排泄物，这些东西的分解物可附着在灰尘表面，直径只有 10μm，可以被吸入人体肺部的深处，使人致敏，促使哮喘等过敏性疾病的形成。尘螨排泄物一旦被吸入，即在鼻子或肺部组织溶解。对尘螨过敏者而言，被溶解后的排泄物会在细胞组织上释放酵素，破坏组织结构并引起过敏反应。相同的酵素溶解作用也会在身体其他较敏感并暴露的地区引发过敏反应。这就是为何尘螨是过敏疾病，如气喘、鼻炎和湿疹的来源。

尘螨的生存与空气温度和湿度有密切关系。尘螨生长发育的合适温度在 10～32℃，生存的最佳温度是 25℃左右，高于 35℃则渐趋死亡。在适当的温度下，湿度是影响尘螨数量的决定性因素，尘螨一般都集中于相对湿度为 70%～80%的环境中。尘螨的繁殖能力很强，人工饲养 300 只尘螨，经 2 个月繁殖，数量可达上百万只。

尘螨不仅是哮喘的致病因子，同时也是促使哮喘患者症状发作的一个常见因素。我国大部分地区的春秋两季和南方地区的梅雨季节都是尘螨繁殖生长的大好时机，所以这些时候哮喘患者的发病率较高。据我国著名的变态反应疾病治疗专家叶世泰教授调查，床上的尘螨密度最高，而我们每天有 1/3 的时间要在床上度过，而幼小儿童在床上的时间更长，因此如何降低床上的尘螨密度就成为减少尘螨致敏的一个关键。

诱发呼吸道过敏的螨类主要是表皮螨属。该属有 47 种，其中引起尘螨过敏性哮喘的主要是屋尘螨、粉尘螨和宇尘螨。此 3 种螨已在西欧、北美、新西兰和日本等国家的大多数家庭发现，在我国、印度、新几内亚等国的家庭中也极易检出。

尘螨过敏性哮喘的发生与室尘螨的水平有密切关系。在高水平尘螨房间居住的特应性儿童，其哮喘发病率是生活在低水平尘螨房间内特应性儿童的 7～32 倍。有关室内尘螨水平达到何种程度才能使机体致敏或引起哮喘，在世界卫生组织（WHO）的指导下，有了暂行的标准：①诱发机体致敏的尘螨水平：每克室尘中含有 100 个尘螨足以使特异性患者致敏；②诱发尘螨过敏性哮喘患者急性发作的尘螨水平：每克室尘中含有 500 个尘螨可诱发尘螨过敏性哮喘患者的急性发作或出现较重的哮喘症状。

（4）真菌：潮湿的空气或住所中易产生出霉菌，霉菌是微型的真菌类生物。它们会以网络般的细丝状生长在有机物表面甚至深入表面以下，当这些细丝的群落生长得够大的时候，就是肉眼可见的发霉现象。面包上的霉菌便是例子。霉菌以产生孢子的方式繁殖，孢子可以经过空气停留在其他植物或动物性有机体上面，并生长为新的群落。霉菌孢子能飞越很长的距离，并通常会比花粉的数量更多。吸入霉菌丝或孢子的蛋白质就会令某些人产生过敏反应。

霉菌基本上可在温暖及潮湿的地方找到。不像一般植物靠阳光吸取能量，霉菌以消化其他有机物质的方式在相当湿度的环境中获得能量。霉菌容易在湿热环境中生长繁殖，因此其引发的过敏也有地区性和季节性，它们不会像花粉般有特定的散播季节，但会在潮湿的季节里达到高峰。但随着都市人的生活习惯及工作环境转变，很多病例都失去以上地区性及季节性的特点，典型例子如中央冷气系统存在霉菌滋生，酿酒及制药厂等地方，可能全年滋生霉菌。

目前，由于居住条件的改善，特别在发达国家和地区，为使室内温度和湿度保持舒适恒定，人们大量使用空调、地毯，这些都有利于真菌的生长。真菌喜好生活在阴暗、潮湿、通风不良的环境，在空调系统、取暖系统、湿化系统中生长。目前尚无有效测定真菌浓度的方法。

（5）昆虫排泄物：甲虫、蝗虫、蛀虫、豆中的象鼻虫、谷中的螨、蟑螂的排泄物可引起一型变态反应而致哮喘发作。已有实验证明排泄物为可致敏的生物活性物质。

（6）非特异性因素：工业气体、氨、煤气、氧气、沼气、硫酸等，皆可诱发哮喘。

2. 感染

各种感染，特别是呼吸道感染，以上呼吸道感染、鼻炎、鼻旁窦炎及扁桃体炎最为常见。其他部位的感染如肝胆和附件的炎症，偶尔也能引起哮喘。引起伤风感冒的病毒感染，也是哮喘发作的常见原因。

哮喘的形成和发作与反复呼吸道感染有关。在哮喘患者中，可存在细菌、病毒、支原体等的特异性 IgE，如果吸入相应的抗原则可激发哮喘。在病毒感染后，可直接损害呼吸道上皮，致使呼吸道反应性增高。有学者认为，病毒感染所产生的干扰素、白细胞介素-1 使嗜碱性粒细胞释放的组胺增多。在婴幼儿期，被呼吸道病毒（尤其是呼吸道合胞病毒）感染后，出现哮喘症状者也甚多。由于寄生虫如蛔虫、钩虫感染引起的哮喘，在农村仍可见到。

呼吸道感染与哮喘的关系非常复杂，幼年呼吸道感染可能增加或减少哮喘发生的危险性，但任何年龄段的感染都与哮喘的急性发作有关。呼吸道感染一般不作为特应性因子引起哮喘的发作，但各种类型的呼吸道感染，如病毒性感染、支原体感染和细菌性感染往往诱发哮喘的发作或加重。

感染对哮喘的作用目前尚有争议，一般认为，呼吸道感染特别是病毒性呼吸道感染可以诱发或加重气道变应性炎症，是引起支气管哮喘的主要因素之一。而最近的流行病学资料却显示感染对哮喘的影响机制复杂，感染可能有潜在的保护作用。有研究发现，出生后早期呼吸道感染对哮喘有预防效果。

呼吸道感染的病原体类型、感染的部位、感染的时间等因素与对哮喘的影响有关。上下呼吸道感染在婴儿期非常普遍，而大部分婴儿感染后并不出现喘息。但呼吸道合胞病毒的感染与儿童发生哮喘有密切关系。宿主因素可能决定了呼吸道合胞病毒感染后是否诱发哮喘发作。另一些呼吸道病毒感染也可能会增加哮喘的危险。严重的呼吸道病毒感染主要发生于婴儿和内源性易感的儿童，感染和易感性两者对哮喘的发生都起作用。有两种假说解释呼吸道感染后继发哮喘。一种假说认为胎儿期病毒感染可能会损坏肺和气道生长，或改变宿主的免疫调节；另一种假说认为易感儿童在合并感染时症状加重仅是一种现象。

有研究表明，婴儿早期呼吸道感染可能起一定的保护作用，避免对过敏原反应过度、IgE 产生过多而导致免疫反应的发生。幽门螺杆菌、甲肝病毒、鼠弓形虫等抗体阳性以及口腔真菌感染率高者气道过敏率显著降低，哮喘患病率也降低。

近 10 年来有些研究者还发现，感染性哮喘的发病机制也涉及 IgE 和 I 型变态反应，因此近年临床上已不将感染性哮喘视为内源性哮喘。过去曾将感染性哮喘列为内源性哮喘的主要种类，甚至将感染性哮喘与内源性哮喘视为同一疾病，现在随着感染性哮喘从内源性哮喘这一范畴的退出，临床上已逐渐放弃了内源性哮喘这一提法。

现已证实，呼吸道病毒和细菌的感染与支气管哮喘的发病有着密切的关系，虽然呼吸道病毒或细菌感染诱发哮喘的机制是多方面的，但从呼吸道感染尤其是病毒性呼吸道感染可以诱发或加重气道变应性炎症来看，呼吸道感染与变应性哮喘的发病机制有着相似之处。近年研究显示，在哮喘的发病过程中，呼吸道的细菌感染可能并无重要的作用。哮喘发作期患者的咽部细菌培养结果与非发作期患者无差异，但在哮喘发作期患者的咽拭子上分离出了缓解期不存在的病毒，这提示病毒感染可能与哮喘发病有关。最近更进一步的研究证实，病毒感染与支气管哮喘的发生有密切关系。并发现支气管哮喘患者比正常人更易患呼吸道病毒感染。在儿童中引起呼吸道感染的病毒以呼吸道合胞病毒最为常见，副流感病毒、鼻病毒、流感病毒、冠状病毒和肺炎支原体次之；在成人中则以肺炎支原体、鼻病毒和流感病毒较为常见。

呼吸道病毒感染可以诱发一些已经达到良好控制或正在坚持抗感染治疗的哮喘患者病情明显加重，这种加重可能非常严重，甚至需要患者住院治疗。因此，病毒感染诱发的哮喘急性加重给哮喘的管理带来了很大的问题。

采用 PCR 技术可在 70%～80% 的哮喘急性加重患者血中检测出病毒，其中大多数是 RNA 病毒。最常被检出的是人类鼻病毒，其他常被检出的病毒还包括冠状病毒、副流感病毒、流感病毒和呼吸道合胞病毒。

过敏原诱发哮喘和病毒诱发哮喘的机制不同。过敏原诱发哮喘是过敏原（如花粉、尘螨等）激活 2 型 T 淋巴细胞（如 Th2 淋巴细胞），其分泌的炎性介质继而导致嗜酸性粒细胞的活化。

病毒诱发哮喘与下列因素有关：①病毒诱发的哮喘存在嗜酸性粒细胞脱颗粒，这可能是一种自身平衡反应，因为几种嗜酸性粒细胞的颗粒蛋白具有 RNA 酶抗病毒活性；②活化的上皮细胞分泌白介素 8，使中性粒细胞脱颗粒，并导致大量中性粒细胞浸润；③在急性重度哮喘患者气道中有大量死亡细胞，其数量与急性哮喘发作病例的临床严重程度相关。

3. 食物

乳类、蛋类、蔬菜、水果、米面、肉类、鱼类、调味食品、硬壳干果（如腰果、花生等）等均可成为变应原，诱发哮喘。有 30% 的哮喘患者有摄取某种食物后促发哮喘发作的病史。

由于饮食关系而引起哮喘发作的现象在哮喘患者中常可见到，尤其是婴幼儿容易对食物过敏，但随年龄的增长而逐渐减少过敏。引起过敏最常见的食物是鱼类、虾蟹、蛋类、牛奶等。牛奶是引起婴幼儿食物变态反应的最常见病因。牛奶中含有 20 多种蛋白质，其中以 β-乳球蛋白的抗原性最强，与糖在一起加热后可增加其抗原性。禽蛋中的卵清蛋白和类卵黏蛋白系其主要抗原成分。

有些饮料（如葡萄酒和啤酒）和食物防腐剂中含间位亚硫酸氢盐，其可释放足量的二氧化硫而诱发哮喘。有些食物保鲜剂、食物呈色剂也可诱发哮喘。

4. 气候改变

当气温、湿度、气压和（或）空气中离子等改变时可诱发哮喘，故在寒冷季节或秋冬气候转变时较多发病。

（1）气温：气温的突然变化可能为一种刺激因素，正如一般哮喘患者吸入煤气或其他刺激性气体后，哮喘立即发作一样。有人认为，气候及环境的变化对人体是一种"应激"，这种应激可影响人体的神经系统、内分泌、体液中酸碱度、钾钙的平衡及免疫机制等。哮喘患者对气温的变化特别敏感。气温的影响中温差的变化是最重要的。秋末冬初，寒潮来临，气温突然下降，温差突然增大，哮喘发作患者增加，这是因为冷空气刺激了原有高反应性的气道。

（2）湿度：降水量和空气湿度直接影响哮喘气道的湿润度。哮喘患者气道比正常人更需要温暖和湿润，冬天干燥的西北风降低哮喘患者气道湿度，诱发哮喘发作。但湿度过大对哮喘患者也不利，过于潮湿的空气和环境中容易使真菌大量繁殖，空气中吸入的过敏原密度增加，易引发哮喘。湿度太高可影响体表水分的蒸发，机体以呼吸加快以代偿之，这对哮喘而言是有害的。这时检查肺功能可观察到气道阻力增高。另外，湿度太低，可使呼吸道黏膜干燥而引起哮喘发作。运动性哮喘因气道干燥而症状明显。一般认为最理想的湿度应为 35%～50%。迄今尚难阐明湿度对激发哮喘的机制，一般认为细菌及霉菌在潮湿的空气中容易生长繁殖，从而容易引起呼吸道感染而诱发哮喘。

（3）气压：低气压易使空气中的吸入性抗原物沉积于地表浅层，导致哮喘患者吸入的抗原增加，从而诱发哮喘。气压低还容易使支气管黏膜充血，黏液分泌增加，支气管痉挛而诱发哮喘。气压低时各种过敏原如花粉、霉菌、细菌、灰尘及工业性刺激物等不易飘散或高飞，因此容易被人吸入。

（4）空气离子：引起变态反应症状并不是由于气温、湿度及气压等的变化，而可能是由于空气中所存在的离子的变化。空气离子浓度和哮喘也有一定关系。空气中的阳离子会使支气管平滑肌收缩，对正常人和哮喘患者均不利；而阴离子则使支气管平滑肌松弛，支气管纤毛运动加速，可以缓解支气管哮喘。当气候变化使空气中阴离子减少时，原有气道高反应性的患者易发生哮喘发作。如果空气中阴离子浓度增加，哮喘就不易发作。

5. 精神因素

患者情绪激动、紧张不安、怨怒等，都会促使哮喘发作，一般认为它是通过大脑皮质和迷走神经反射或过度换气所致。

已知精神刺激和暗示疗法可以诱发和治疗哮喘。有学者报告，单独精神因素诱发哮喘者占15%，变态反应合并精神因素者占50%，而普通人群中忧郁性疾病的发生率仅为2%～5%。有学者归纳哮喘的医学、心理、社会性问题的动态相互作用，显示哮喘同样属于生物-心理-社会医学模式，受生物学（生）、精神心理学（心）、社会诸因素相互作用。哮喘和忧虑之间在生物学、病理生理学方面的重叠应更深入研究，临床上常可见到因精神紧张、恐惧、焦虑等诱发哮喘发作的例子。精神因素不仅有诱发哮喘的作用，也能产生治疗作用。

精神紧张可能是哮喘发作的诱因，主要见于大笑、愤怒、恐惧、悲伤等导致的过度通气，继而引起低碳酸血症诱发支气管痉挛。精神因素往往被忽视，但要强调的是哮喘不是一种精神性异常的疾病。精神和心理因素属于内因，但和遗传背景不同。精神和心理因素不决定个体是否成为哮喘易感者，然而可严重影响哮喘的发作频率和程度。对于反复发作的哮喘，精神因素的影响更加显著。

6. 运动

运动诱发的哮喘又称运动性哮喘，指经过一定量运动出现的急性、暂时性大小气道阻塞。临床上以急性发作轻重不同的哮喘为主要表现，多能自行缓解。运动性哮喘主要发生于有哮喘史或哮喘家族史者，可在任何年龄发生，成人和儿童患者的发生率几乎相同。一般来说，急性发作期哮喘患者或近期内有急性发作史者，采用合适的激发试验和较敏感的肺功能测定，在接近最大运动量时均可诱发运动性哮喘。

有70%～80%的哮喘患者在剧烈运动后诱发哮喘，称为运动诱发性哮喘，或称运动性哮喘。典型的病例是在运动6～10分钟，停止运动后1～10分钟内支气管痉挛最明显，许多患者在30～60分钟内自行恢复。运动后有1小时的不应期，在此期间40%～50%的患者再进行运动则不发生支气管痉挛。临床表现有咳嗽、胸闷、气急、喘鸣，听诊可闻及哮鸣音。有些患者运动后虽无典型的哮喘表现，但运动前后的肺功能测定能发现有支气管痉挛。本病多见于青少年。如果预先给予色甘酸钠、酮替芬或氨茶碱等，则可减轻或防止发作。有关研究认为，剧烈运动后因过度通气，致使气道黏膜的水分和热量丢失，呼吸道上皮暂时出现克分子浓度过高，导致支气管平滑肌收缩。

7. 药物

有些药物可引起哮喘发作，普萘洛尔等因阻断 β_2-肾上腺素受体而引起哮喘。2.3%～20%哮喘患者因服用阿司匹林类药物而诱发哮喘，称为阿司匹林哮喘。患者因伴有鼻息肉和对阿司匹林耐受低下，因而又将其称为阿司匹林不耐受三联征。其临床特点有：服用阿司匹林可诱发剧烈哮喘，症状多在用药后2小时内出现，偶可晚至2～4小时；患者对其他解热镇痛药和非甾体抗炎药可能有交叉反应；儿童哮喘患者发病多在2岁以前；大多数患者为中年患者，以30～40岁者居多；女性多于男性，男女之比为2:3；发作无明显季节性，病情较重又顽固，大多对激素有依赖性；半数以上有鼻息肉，常伴有常年性过敏性鼻炎和（或）鼻窦炎，鼻息肉切除术后有时哮喘症状加重或促发；常见吸入物变应原皮试多呈阴性反应；血清总 IgE 多正常；家族中较少有过敏性疾病的患者。关于其发病机制尚未完全阐明，有人认为患者的支气管环氧化酶可能受一种传染性介质（可能是病毒）的影响，致使环氧化酶易受阿司匹林类药物的抑制，即对阿司匹林不耐受。因此，当患者应用阿司匹林类药物后，影响了花生四烯酸的代谢，抑制前列腺素的合成，使 $PGE_2/PGF_2\alpha$ 失调，使白细胞三烯生成量增多，导致支气管平滑肌强而持久地收缩。

8. 月经、妊娠与哮喘

不少女性哮喘患者在月经前 3～4 天有哮喘加重的现象，这可能与经前期黄体酮的突然下降有关。如果有的患者每月必发，而又经量不多者，则可适当注射黄体酮，有时可阻止严重的经前期哮喘。妊娠对哮喘的影响并无规律性，有哮喘症状改善者，也有恶化者，但大多病情没有明显变化。妊娠对哮喘的作用主要表现在机械性的影响及与哮喘有关的激素的变化，在妊娠晚期随着子宫的增大，膈肌位置升高，使残气量、呼气储备量和功能残气量有不同程度的下降，并有通气量和氧耗量的增加。如果对哮喘能恰当处理，则不会对妊娠和分娩产生不良后果。

9. 化妆品

常用的如面霜、唇膏、脂粉、指甲油、眉笔、染发剂等，这些化妆品大部分为化学物质，属于半抗原，不单独引起过敏，但它们和人体皮肤蛋白质结合后，即可形成全抗原，可引起接触性皮炎，有时也可引起哮喘。

第二节　发病机制

支气管哮喘的发病机制非常复杂，目前尚不完全清楚。目前大部分学者接受的理论是气道的慢性炎症学说。在哮喘患者气道发生的炎症机制包括一连串事件的发生过程，可分为两个主要的步骤：首先是变应原致敏，导致 Th2 淋巴细胞的优势分化、发育；其次发生气道黏膜的急、慢性变应性炎症。这一炎症过程主要由 Th2 细胞驱动，但有大量的细胞与介质参与，并由相互作用的复杂细胞因子网络调节。这种气道炎症反应包括依赖 IgE 和依赖 T 淋巴细胞机制和不依赖 IgE 而依赖 T 淋巴细胞的机制。

一、遗传学机制

（1）基因遗传：哮喘具有很强的遗传倾向，遗传方式在发病机制中尚不清楚。有学者认为，出生前已形成了基因遗传。遗传因素在哮喘的发生和发展中起着不可忽视的作用，而哮喘遗传并不遵循孟德尔式单一基因遗传疾病的规律。哮喘是一种多基因遗传病。

目前对哮喘易感基因的染色体定位研究发现，哮喘致病基因位于第 5、6、11 和 14 号染色体上。第 5 号染色体上含有 IgE 基因和一系列与哮喘炎症相关的细胞因子基因，而且两种基因相连锁。第 6 号染色体上有对某种特异性抗原起反应的免疫反应基因，遗传方式为常染色体显性遗传。第 11 号染色体上有 IgE 高亲和性受体（FcεRI）基因，提示 FcεRI 通过增强肥大细胞的炎症作用而导致气道高反应性，从而参与哮喘的形成。第 14 号染色体上有 T 细胞抗原受体（TCR）基因，发现 TCR 基因与特异性 IgE 反应有关。总之，哮喘是一种具有明显家族聚集倾向的多基因遗传疾病，并认为遗传因素和环境因素共同构成哮喘的致病因素。

（2）家族遗传：转录因子 GATA-3 是 Th2 细胞特异的转录因子，且为 Th2 型所有细胞因子转录所必需。GATA-3 是结构家族成员之一，是 T 细胞发育中关键的调节因子，能诱导 Th2 细胞分化，调节 Th1/Th2 平衡，是哮喘中起主要作用的遗传转录因子。哮喘患者支气管黏膜、外周血、T 细胞、单核细胞中 GATA-3 表达明显高于正常人。有研究发现，过敏性与非过敏性哮喘患者支气管上皮活检组织中 GATA-3 显著增高于正常人，GATA-3 被认为是参与家族性哮喘发病新观念之一。

二、免疫学机制

免疫反应包括 IgE 依赖 T 淋巴细胞调控与非 IgE 依赖 T 淋巴细胞调控的炎性介质释放过程，加上血管内皮黏附分子的作用，将循环中的炎性细胞吸引并固定在气道黏膜上，导致气道慢性炎症、气道高反应性和气道狭窄等一系列的病理变化。

1. 参与哮喘的免疫细胞

在哮喘发病过程中参与的免疫细胞主要有 T 淋巴细胞、B 淋巴细胞、肥大细胞、嗜碱性粒细胞和嗜酸性粒细胞。

（1）T 淋巴细胞：根据 T 淋巴细胞表面的标志物不同将成熟 T 淋巴细胞分为 $CD4^+$ 细胞和 $CD8^+$ T 细胞。$CD4^+$ T 细胞由可溶性外源性抗原激活，而 $CD8^+$ T 细胞通常由内源性抗原激活。$CD4^+$ T 细胞分为 Th0 和 Th3，在正常情况下，Th0 细胞按一定比例分别向 Th1（诱导细胞免疫）和 Th2（诱导体液免疫）分化，两者处于动态平衡，维持着机体正常的细胞免疫和体液免疫功能。当这种平衡失控时，则引起异常的免疫反应。哮喘患者 Th2 细胞数目增多，功能亢进，而 Th1 细胞数目减少，功能降低。Th2 细胞的过度活化，诱导 B 细胞成熟分化，产生大量 IgE，Th2 细胞产生白介素 24（IL-24）、白介素 25（IL-25）、白介素 213（IL-213）和粒细胞 2 巨噬细胞集落刺激因子（GM2CSF）等。

（2）B 淋巴细胞：B 淋巴细胞在多种细胞因子特别是 IL-24、IL-213 的作用下，分化增殖，产生 IgE 型抗体，介导哮喘反应。

（3）肥大细胞：肺中的肥大细胞主要分布于小支气管黏膜下层、黏膜层的微血管周围，其中黏膜中的肥大细胞对速发相哮喘的发生有着重要意义，肥大细胞表面有 FcεRI，与 IgE 牢固结合，可维持数月，与相应的变应原结合后被激活，并释放组胺、白三烯（LT）、血小板活化因子（PAF）、GM2CSF 等因子，这些因子和生物介质可引起毛细血管通透性增加，支气管平滑肌收缩，腺体分泌亢进，从而引起速发相哮喘反应，并可募集嗜酸性粒细胞、嗜碱性粒细胞、中性粒细胞和巨噬细胞，同时诱导嗜酸性粒细胞增殖，促进其脱颗粒。这些表明肥大细胞可促进迟发相哮喘反应的发生和发展。

（4）嗜碱性粒细胞：正常成人外周血中嗜碱性粒细胞仅占 1% 左右，用一般方法难以提取和纯化，故对此研究较少。近几年用免疫磁珠技术分离纯化，分离出纯度达 90% 的嗜碱性粒细胞。研究发现，嗜碱性粒细胞在多种刺激因子的作用下被激活，并释放生物介质如组胺、PGE_2。在特异性抗原和 IgE 作用下，嗜碱性粒细胞分泌多种因子如 IL-24、IL-213、PAF 和巨噬细胞炎性蛋白（MIP），促进嗜碱性粒细胞释放生物介质，在哮喘的速发相反应中起重要作用。

（5）嗜酸性粒细胞（Eos）：慢性气道炎症是哮喘的重要病理生理特征，其病理组织学表现为嗜酸性粒细胞浸润。随着免疫组织化学技术和分子生物学技术的应用，证明这些浸润的嗜酸性粒细胞被激活，并可释放多种毒性蛋白和炎性介质。嗜酸性粒细胞在 IL-25 作用下释放主要碱性蛋白（MBP）和嗜酸性粒细胞阳离子蛋白（ECP）。这些蛋白具有细胞毒作用，直接引起呼吸道上皮的损伤，并刺激肥大细胞和嗜碱性粒细胞脱颗粒，释放组胺、白三烯（LT）、血小板活化因子（PAF），引起血管通透性增强，支气管收缩，气道高反应性。大多研究证实，哮喘患者血清、痰液、鼻腔分泌物、支气管肺泡灌洗液（BALF）和支气管黏膜活检组织中嗜酸性粒细胞水平显著增高，并与病情的严重程度呈正相关，随着有效的抗感染治疗而下降。同时，也证实血清 ECP 水平与肺功能之间存在着相关性，与气道阻塞程度呈正相关。大量研究表明，哮喘发作时，嗜酸性粒细胞增多，其活性程度及其 ECP 水平与病情严重程度有密切的关系。

2．参与哮喘炎症的细胞因子

支气管哮喘的发病与变态反应有关，已被公认的主要为 I 型变态反应。常伴有其他变态反应性疾病。根据过敏原吸入后哮喘发生的时间，可分为速发型哮喘反应（IAR）、迟发型哮喘反应（LAR）和双相型哮喘反应（DAR）。现认为哮喘是一种涉及多种细胞相互作用的一种慢性炎症疾病。LAR 是由于肺部炎症反应的结果。

哮喘患者存在 Th 细胞亚群功能的失衡。按产生细胞因子的不同可将 Th 细胞从功能上分为 Th1 和 Th2 两个亚群，Th1 细胞主要产生 IL-2、IFN-γ，Th2 细胞主要产生 IL-4、EL-5、IL-6、IL-10。正常情况下两者达到一定平衡，而哮喘患者 Th2 类细胞因子增多，呈现 Th2 功能亢进。参与气道慢性炎症的细胞因子有很多，其中 IL-3、IL-4、IL-5、IFN-γ 所起作用较大。IL-3 与肥大细胞存活有关，IL-4 促进 B 淋巴细胞产生 IgE，IL-5 为嗜酸性粒细胞分化、存活和激活所必需的细胞因子。

IL-4 对 B 细胞、T 细胞、巨噬细胞等均有功能调节作用，其中主要是对 B 细胞起作用。已证实在 IL-4 激活细胞的全过程（诱导、增殖、分化）中均起作用。IL-4 本身不能刺激 B 细胞产生抗体，但对抗体同种型的表达有调节作用，与抗体型别的转换有关，主要促进 IgG 和 IgE 产量。除去 T 细胞后的小鼠脾细胞经脂多糖（LPS）刺激 24 小时后，加入 IL-4，可使 B 细胞产生 IgE 的能力增加 10～100 倍。

IL-5 的主要靶细胞是 B 细胞，兼有 B 细胞生长及分化双重功能。此外，也可作用于 T 细胞、嗜酸性粒细胞并发挥相应的作用。与哮喘的发病机制有关的是对嗜酸性粒细胞的作用。研究结果提示，IL-5 不能作用于原始干细胞，但能作用于粒细胞集落刺激因子（G-CSF）和 IL-3 诱导的未成熟细胞，使其生长出嗜酸性粒细胞集落。IL-5 除促进嗜酸性粒细胞终末分化及增殖外，还可维持来自寄生虫感染鼠腹腔渗出的成熟嗜酸性粒细胞的活力。

IFN-γ 的生物学作用：IL-4 与 IL-3、IL-5 有较强的协同作用，但 IFN-γ 与 IL-4 在多方面都表现为拮抗作用，如 IFN-γ 可抑制 IL-4 介导的 B 细胞的增殖、MHC-E 抗原表达、巨噬细胞功能活化及肥大细胞 IgE 受体表达等。哮喘时 IFN-γ 减少，抑制作用减弱，使 IgE 大量产生，参与哮喘速发型变态反应。

3．参与哮喘的生物介质

（1）组胺：组胺是由肥大细胞、嗜酸性粒细胞和嗜碱性粒细胞等产生。正常人血中组胺水平为 0.2～0.4mg/mL，哮喘患者 BALF 和血中的组胺水平增高，组胺作用于 H_1 受体，引起气道收缩；作用于 H_2 受体，使人气道上皮分泌黏液糖蛋白增多，引起呼吸道黏膜水肿。

（2）血小板活化因子（PAF）：PAF 是嗜酸性粒细胞和中性粒细胞的膜磷脂，在磷脂酶 A_2 的作用下产生的一种活性很强的炎性介质，与哮喘发病的一系列病理变化相关，是一种较强的支气管收缩剂，PAF 引起支气管收缩的原因是其激活其他炎性细胞释放介质的结果。由于 PAF 能被多种炎性细胞所释放，而反过来又作用于这些细胞，使其激活释放多种炎性介质，因此引起哮喘患者气道反应性增高、炎性细胞浸润、微血管渗漏、黏膜水肿等多种病理生理变化。如 PAF 对嗜酸性粒细胞有明显的趋化作用，并促进其释放 LT、PAF 和细胞毒性蛋白，引起气道损伤，通透性增强。

（3）白三烯（LT）：在多种刺激物的作用下，磷脂酶 A_2 被激活，使细胞膜上的磷脂释放花生四烯酸。花生四烯酸有两条代谢途径：一条途径在过氧化物酶、异物酶催化下，生成前列腺素（PG）类物质。另一条途径通过 152 脂氧酶生成 LT。LT 作用广泛，对哮喘发病的多个环节均有影响，LTC4、LTD4 的炎性作用是组胺的 $1000\sim5000$ 倍，且维持时间长。LTC4、LTD4 和 LTE4 是慢反应物质（SRSA）的主要成分，有较强的支气管收缩作用，作用于肺内毛细血管内皮细胞，使其通透性增强，黏膜分泌增多。使中性粒细胞、嗜酸性粒细胞表面的补体受体表达增强。在速发相哮喘患者的 BALF 中 LTC4 可达 1000pg/mL，而在迟发相哮喘患者中低于 500pg/mL。白三烯拮抗剂和白三烯合成抑制剂对轻、中度哮喘有良好的治疗作用。

（4）前列腺素（PG）：PG 是花生四烯酸的代谢产物，有 PGD_2、$PGF_2\alpha$、TXA_2、PGE_2 和 PGI_2 五种类型。人体肥大细胞主要产生 PGD_2，巨噬细胞产生 $PGF_2\alpha$、PGE_2 和血栓素 A_2（TXA_2），肺血管内皮细胞产生 PGI_2。PG 通过激活气道平滑肌上的特异受体而发挥作用。$PGF_2\alpha$、PGD_2 和 TXA_2 是强有力的支气管收缩剂。PGE_2 和 PGI_2 扩张支气管，保护气道。PG 还刺激呼吸道黏液分泌，对炎性细胞有趋化作用。

（5）内皮素（ET-1）：内皮素是到目前为止发现的最强大的血管及气道平滑肌收缩剂，在哮喘发作期 ET-1 起重要作用。大量研究证实，哮喘患者血及肺泡灌洗液（BALF）中 ET-1 水平增加，其急性发作期上升最为明显，而且 ET-1 的升高与心搏量、FEV_1 呈明显负相关。另有实验发现，哮喘患者血清 ET-1 升高有时相关系，凌晨 4 时左右达最高峰，提示 ET-1 可能与夜间哮喘有关。ET-1 在哮喘气道的升高可诱使 15-脂肪氧合酶、前列环素、血栓素 A_2 及氧自由基等的形成增加，损伤肺上皮细胞，进而使炎性细胞聚集，分泌多种介质而诱发和（或）加重哮喘。

（6）一氧化氮（NO）：一氧化氮具有舒张肺血管和支气管平滑肌的作用。体内 NO 来源于内皮细胞、血管平滑肌细胞、巨噬细胞、肥大细胞的左旋精氨酸（L-Arg），在一氧化氮合酶（NOS）作用下形成。有实验表明，巨噬细胞、肥大细胞、中性粒细胞在 TNF、IL-1 等作用下被激活产生大量 NO，据文献报道，哮喘患者呼出气中 NO 含量较正常人高 $2\sim3$ 倍，认为哮喘发作时 NO 的大量产生与肺泡巨噬细胞中存在诱导型一氧化氮合酶（INOS），在哮喘发作时被激活有关。

（7）嗜酸细胞及嗜酸细胞阳离子蛋白（ECP）：哮喘患者嗜酸细胞计数显著增高，已有研究表明，哮喘患者采血前哮喘发作已 $3\sim4$ 周的患者比 $1\sim2$ 周的无或有症状的哮喘患者血清 ECP 水平显著降低，采血后有哮喘发作的患者比处于缓解期的患者 ECP 水平提高，提示血清 ECP 水平有预示价值。

（8）其他：P 物质（SP）是主要刺激肽之一，实验表明，SP 能明显增进体外培养犬气道平滑肌细胞 ^3H 胸腺嘧啶核苷（3HTdR）掺入量。黏附分子在哮喘气道炎症中的作用也日渐受到重视，动物实验发现，哮喘豚鼠外周血单个核细胞表面 CD11a 表达增加，支气管黏膜下血管内皮细胞 E-选择素

mRNA 的表达增加，其与嗜酸性粒细胞（Eos）以及炎症细胞总数之间明显正相关。

三、哮喘发生的全过程

（1）致敏：大多数哮喘为变应性。患者在初次吸入某种变应原后，为抗原呈递细胞（APC）摄入并将其降解，然后与机体的自身标志，即主要组织相容性复合体结合，重新出现于 APC 表面，T 细胞能识别这种经过处理的抗原并被激活，又将信息传递给 B 细胞，B 细胞被激活，最后产生 IgE 抗体。不过细胞间的接触还不能使细胞充分活化传递信息，还需要细胞因子在期间促成，这就是 IgE 合成的双信号系统。具亲细胞性的 IgE 抗体只在血液中经过一下，就结合到肥大细胞的 IgE 受体上，这时就认为机体已对该变应原致敏，这段时期患者无症状。

（2）早期哮喘反应：已致敏的患者如再次暴露于该变应原，就会引起肥大细胞脱颗粒。颗粒中含有大量重要的炎症介质。这些介质（主要是组胺）引起支气管平滑肌收缩，血管通透性增加，黏液分泌增多，在临床上出现咳嗽、哮鸣、胸闷、胸紧等，即为早期哮喘反应（EAR）前 1/3 时间出现的症状。在脱颗粒过程中，Ca^{2+} 进入细胞膜激活磷脂酶，磷脂酶将细胞中的磷脂裂解，产生花生四烯酸，花生四烯酸通过环氧化酶途径和脂氧化酶途径氧化，产生前列腺素、白三烯（LTs）、血小板激活因子（PAE）等，使哮喘等症状持续较长时间。

（3）晚期哮喘反应：肥大细胞释放的介质中有嗜酸性粒细胞和中性粒细胞趋化因子。它们能吸引细胞，但需要黏附分子（AM）的帮助，一些黏附分子使炎症细胞从血液流动逐渐向气道局部移动。在变应原进入的几个小时后，嗜酸性粒细胞到达支气管黏膜表面，它们在变应原的刺激下活化并产生多种介质如 LTC4、LTD4 和 PAF。此外，还释放多种毒性蛋白，损伤气道上皮和角化细胞，使之脱落。LTC4、LTD4 和 PAF 使哮喘持续发作，生成的毒性蛋白损伤气道上皮，导致气道高反应性，从而使气道对多种非特异刺激易感，引起哮喘持续或加重。上述因素使患者再次出现哮喘，称之为晚期哮喘（LAR）。它持续时间较长，故在慢性哮喘中更重要。LAR 的发生与嗜酸性粒细胞、中性粒细胞、单核细胞等炎症细胞的浸润有关，这种以嗜酸性粒细胞浸润为主的炎症为变应性炎症，是患者气道上的一个特征性表现。EAR 主要为肥大细胞所介导，而 LAR 主要为嗜酸性粒细胞所介导，它们是通过 IgE 这个途径来完成的。除通过 IgE 外，目前还发现不通过 IgE，但依赖 T 细胞分泌淋巴因子直接刺激肥大细胞和嗜酸性粒细胞，也能引起全过程。至于非变态反应性哮喘的致病机制尚未完全阐明，其中最常见为病毒感染所致，故有医生认为病毒感染是使哮喘加重的一个重要原因。

四、气道存在的变应性炎症

哮喘患者在吸入变应原后，除出现 EAR 外，还出现 LAR。LAR 的出现说明气道有变应性炎症的存在。它也见于轻度喘息患者，所以气道炎症是哮喘的一个特点。哮喘的气道炎症涉及多种细胞，细胞间的关系相当复杂。

气道炎症涉及的细胞和相关因素如下。①肥大细胞：变态反应中肥大细胞的作用不仅引起急性反应，还释放白三烯（LTs）；人体肥大细胞能释放细胞因子，因而也是晚发炎症反应和支气管高反应性产生的促进者。②嗜酸性粒细胞：有大量证据提示，在 LAR 中嗜酸性粒细胞至关重要；从动物实验资料和对哮喘患者的观察，提示嗜酸性粒细胞及其产物参与了哮喘的病理生理改变。③淋巴细胞：T 细胞及其释放的淋巴因子能引起哮喘和气道炎症；一些淋巴因子具有趋化嗜酸性粒细胞和中性粒细胞的活性、调节嗜碱性粒细胞释放组胺以及激活其他炎症细胞的作用。④中性粒细胞：它在人类哮喘和支气管高反应性中的作用至今不明。⑤单核细胞/巨噬细胞与炎症：在正常气道中，肺泡巨噬细胞占所有细胞的 90% 以上，它通过吞噬微生物和颗粒，保持环境处于无菌状态；肺泡的巨噬细胞表面有 IgE 的低亲和性受体，受体结合巨噬细胞被激活，释放中性粒细胞和嗜酸性粒细胞趋化物质，使平滑肌收缩，血管通透性增加，血管扩张，血小板凝集和炎症细胞释放溶酶体酶；巨噬细胞/单核细胞具有呈递抗原的能力，单核细胞和巨噬细胞也影响了哮喘的全过程。⑥血小板：血小板可能作为一个中间细胞，在变应原攻击期间，它的激活使嗜酸性粒细胞的集聚增多，从而增强变态反应。⑦哮喘中黏附分子：当哮喘发生，气道就会集聚许多炎症细胞附着于白细胞、内皮、血管外基质和气道上的黏附分子（AM），使炎症细胞能从血管内移行到炎症部位。哮喘的炎症反应是由多种炎症细胞、炎性介质和细胞因子参与的相互作用结果，关系十分复杂，有待进一步研究。

五、气道高反应性（AHR）机制

目前认为，气道炎症是导致气道高反应性的重要机制之一，当气道受到变应原或其他刺激后，由于多种炎症细胞、炎症介质或细胞因子的参与，气道上皮和上皮内神经的损害等而导致气道高反应性。AHR 常有家族倾向性，受遗传基因的影响。AHR 为支气管哮喘患者的共同病理生理特征，但出现 AHR 者并不都是支气管哮喘，如长期吸烟、接触臭氧、病毒性上呼吸道感染、COPD 等也可出现 AHR。

六、神经致喘机制

神经因素也被认为是哮喘发病的重要环节。支气管受自主神经支配。除胆碱能神经、肾上腺素能神经外，还有非肾上腺素能、非胆碱能（NANC）神经系统，支气管哮喘与 β 肾上腺素受体功能低下和迷走神经张力亢进有关，并可能存在 α 肾上腺素能神经的反应性增加。NANC 能释放舒张支气管平滑肌的神经递质及收缩支气管平滑肌的介质，两者平衡失调，则可引起支气管平滑肌收缩。

七、气道狭窄机制

广泛气道狭窄是产生哮喘临床症状最重要的病理基础，形成气道狭窄的机制包括：支气管平滑肌收缩、微血管渗漏、黏膜充血水肿、纤毛活动减弱、黏液栓形成、气道重塑及肺实质弹性支持力的丧失。哮喘急性发作时气道狭窄，主要因气道平滑肌收缩和黏膜水肿所致，几乎为可逆性，尤其是小儿患者，但随着病情反复发作，病变持续存在，炎症细胞聚集增多，黏膜炎症进一步加重，分泌亢进形成慢性黏液栓。若哮喘长期频繁发作，造成支气管平滑肌肥大，气道上皮细胞下纤维化，气管重塑及周围肺组织对气道的支持作用丧失，即可进入气道不可逆狭窄阶段。

总之，应将哮喘视为一异源性临床综合征，可能是所有上述机制以各种方式联合起来产生了哮喘。

第三章　哮喘的诊断与鉴别诊断

典型的哮喘病患者，根据其病史、发作时的症状和体征不难做出诊断。对于不典型的哮喘，如咳嗽变异性哮喘、隐匿性哮喘等则必须结合一些特殊检查如气道反应性测定、支气管舒张试验、PEF以及PEF昼夜波动率等检测，并在排除其他疾病引起的咳嗽、胸闷及呼吸困难的基础上进行诊断。

由于某些原因，在目前临床实践中，对哮喘病的诊断存在着一些误区，这包括诊断不足和诊断过度的问题，但以前者更为常见。所谓诊断不足，是由于我们对哮喘病的临床表现认识不全面、不深入，将许多仅仅表现为慢性咳嗽的咳嗽变异性哮喘患者误诊为慢性支气管炎或呼吸道感染，对一些只表现为发作性胸闷的轻度哮喘患者的漏诊率则更高。所谓诊断过度，是指误将一些COPD患者或急性左心衰竭患者误诊为哮喘病，其原因主要是没有深入了解病史，全面体检以及缺乏一些必要的客观检查。

第一节　诊断

一、诊断

（一）诊断线索

临床上凡遇到下述情况之一者，临床医生应当考虑哮喘病的可能。

（1）有典型症状，包括反复发作性喘息、气急，症状的发作多与接触过敏原、冷空气、物理刺激、化学性刺激、上呼吸道感染、剧烈运动有关，可自行缓解或经支气管扩张剂治疗后迅速缓解。

（2）有不典型症状，如发作性胸闷，顽固性反复发作的咳嗽。

（3）在有呼吸道症状的同时患有其他过敏性疾病，如过敏性鼻炎、湿疹等。

（4）在有呼吸道症状的同时患有哮喘或其他过敏性疾病家族史。

（二）诊断步骤及相关实验室检查

1. 病史询问

临床病史是诊断哮喘病的最重要线索，故应向患者及其家属仔细询问病史，包括现病史、既往过敏史、家族过敏史等。

现病史：①哮喘每次发作时诱因，如接触过敏原、冷空气、烟雾、油漆等化学性刺激、运动等，发作是否与某些特定的生活或工作环境有关、哮喘发作与饮食（包括饮料）有无关系等。②临床表现和特征：反复发作性、突然性、可自行缓解或经治疗很快缓解、有无昼夜节律、有无规律性、有无季节性等。③哮喘发作与用药关系，如与用支气管扩张剂或糖皮质激素有效，应用抗生素无效等。④有无其他伴发症状，如打喷嚏、流清涕、鼻塞等过敏性鼻炎以及湿疹等。⑤对不典型哮喘如咳嗽变异性哮喘，在仔细询问临床特征的同时，应加强本人和家族过敏史的询问。⑥询问患者的活动水平。⑦询问患者心理、社交活动等指标。前5项对哮喘病的诊断具有重要帮助，而后2项对评价哮喘病的严重程度和生命质量水平等有重要意义。

既往史：有无过敏性鼻炎、鼻窦炎、鼻息肉等鼻疾病史，有无婴幼儿湿疹、荨麻疹、接触性皮炎、药物过敏等过敏性疾病史。

家族史：注意询问患者有无哮喘及其他过敏性疾病的家族史，询问范围包括父母、子女、祖父母、外祖父母、兄弟姐妹以及父母的兄弟姐妹等。有家族史可以协助临床诊断。

2．体格检查

典型的哮喘病发作时，在双肺可闻及散在或弥漫性以呼气相为主的哮鸣音，呼气相延长。听诊时应注意哮鸣音的分布、强弱和时相。同时体检时应注意有无发绀、说话有无困难、有无三凹征，有无桶状胸等。在此基础上根据病史、发作的临床特点选择适当的实验室检查项目，症状和体征不典型者应进行气道反应性测定、支气管舒张试验以及测定 PEF 和观察 PEF 变异率。

3．实验室检查

（1）气道反应性测定：对哮喘病的诊断和鉴别诊断具有重要意义。

（2）肺功能检查：哮喘发作时有关呼气流速的指标均下降，缓解期可逐渐恢复。有效的支气管舒张药物可使肺通气功能测定值明显改变，1 秒用力呼气量（FEV_1）或呼气峰流速（PEF）改变率≥15％。对轻中度哮喘的气道阻塞性的监测，FEV_1 或 PEF 比血气检查更加直接、准确。但当 PEF 或 FEV_1 低于预计值 30％时需查血气分析监测病情。通常 FEV_1 低于预计值 25％（或 FEV_1＜0.5L），PEF 低于100L/min 时 $PaCO_2$ 开始升高。对成年哮喘患者 PEF＜50％预计值提示重症发作，PEF＜33％预计值提示危重或致命发作。

（3）痰液检查：哮喘发作期痰液涂片镜检时可见较多嗜酸性粒细胞、尖棱结晶、黏液栓和透明哮喘珠。

（4）动脉血气分析：对危重哮喘的临床评价和监测病情进展及选择机械通气具有重要价值。

（5）胸部 X 线检查：哮喘发作期主要表现为过度充气，缓解期可无异常。胸部 X 线检查主要对哮喘病的并发症和哮喘病鉴别诊断具有重要价值。如并发呼吸道感染，可见肺纹理增加及炎症浸润影。对于重症哮喘必须注意有无气胸，纵隔气肿、肺不张等并发症出现。

（6）血液检查：常规检查于发作时可见嗜酸性粒细胞增高，并发感染时可见白细胞总数以及中性粒细胞比例增高。

（三）诊断标准

在中华医学会呼吸病学分会哮喘学组 2002 年制定的支气管哮喘防治指南《支气管哮喘的定义、诊断、治疗及教育和管理方案》中，哮喘病的诊断标准是：

（1）反复发作喘息、气急、胸闷或咳嗽，多与接触变应原、冷空气、物理、化学性刺激、病毒性上呼吸道感染，运动等有关。

（2）发作时在双肺可闻及散在或弥漫性，以呼气相为主的哮鸣音，呼气相延长。

（3）上述症状可经治疗缓解或自行缓解。

（4）其他疾病所引起的喘息、气急、胸闷或咳嗽。

（5）临床症状不典型者（如无明显喘息或体征）应至少具备以下一项试验阳性：①支气管激发试验或运动试验呈阳性；②支气管舒张试验呈阳性（FEV_1 增加 15％以上，且 FEV_1 绝对值增加＞200mL）；③PEF 日变异率或昼夜波动率≥20％。

符合以上 1～4 条或 4、5 条者，可确诊为哮喘病。

（四）病因诊断

哮喘病是一种病因复杂且反复发作的慢性疾病，如能找到确切病因，采取适当措施去除诱因可有效地减少哮喘发作次数或减轻病情，因而在做出哮喘病诊断的基础上应对其进行病因学诊断，以便有的放矢地采取不同的预防和管理方案，有效地控制其环境或改变生活方式。我们可以通过以下途径，充分了解与哮喘病病因有关的资料，然后进行综合分析。

（1）从病史中发现线索：详细询问病史、重视了解每次哮喘发作的诱因，尤其是前次发作的诱因、缓解办法，哮喘发作季节、发作与生活、工作环境关系、发作与饮食习惯的关系、发作与用药的关系、发作与运动水平的关系等。应当鼓励患者记录哮喘日记，将每次哮喘发作前的环境、饮食、药物、运动情况进行记录，从中找出共性因素。

（2）特异性变应原检测：根据病史提供的线索，选择性地进行过敏原皮试或体外过敏原免疫学试验。阳性结果既可进一步确定哮喘病的病因，也有助于变应性哮喘的诊断。

（3）如果仍然不能确诊时，有条件的还可以进一步进行变应原支气管激发试验或鼻黏膜激发试验等。

二、哮喘病严重程度的诊断

对于一个哮喘病患者来说，确定了哮喘病的诊断后还必须对其病情严重程度做出客观准确的诊断，以便制订正确的治疗方案，包括用药种类、剂量、方法、疗程。临床实践中用以诊断哮喘严重程度的指标包括：①哮喘发作的频度与严重程度。②控制症状所需要的平喘药物的种类和剂量。③肺功能测定（包括 FEV_1、PEF、PEF 变异率等）。④其他客观指标，包括气道反应性测定、支气管舒张试验、动脉血气分析。

根据临床表现可将哮喘病分为急性发作期、慢性持续期和缓解期。慢性持续期是指在相当长的时间内，每周均不同频度和（或）不同程度地出现症状（喘息、气急、胸闷咳嗽等）；缓解期系指经过治疗或未经治疗症状、体征消失，肺功能恢复到急性发作前水平，并维持 4 周以上。

由中华医学会呼吸病分会哮喘学组制定的哮喘病病情严重程度分级主要分为治疗前哮喘病情严重程度的分级、治疗期间哮喘病情严重程度的分级和哮喘急性发作时病情严重程度的分级三个部分。

1. 治疗前哮喘病情严重程度分级

包括新发生的哮喘患者和既往已诊断为哮喘病而长时间未应用药物治疗的患者。

（1）间歇状态（第 1 级）：症状＜每周 1 次，短暂出现，夜间哮喘症状≤每个月 2 次，FEV_1 占预计值（％）≥80％或 PEF≥80％个人最佳值，PEF 或 FEV_1 变异率＜20％。

（2）轻度持续（第 2 级）：症状＞每周 1 次，但＜每天 1 次；可能影响活动和睡眠；夜间哮喘症状＞每个月 2 次，但＜每周 1 次；FEV_1 占预计值％≥80％或 PEF≥80％个人最佳值，PEF 或 FEV_1 变异率 20％～30％。

（3）中度持续（第 3 级）：每天有症状，影响活动和睡眠，夜间哮喘症状≥每周 1 次，FEV_1 占预计值（％）为 60％～79％或 PEF60％～79％个人最佳值、PEF 或 FEV_1 变异率＞30％。

（4）重度持续（第 4 级）：每天有症状，频繁出现，经常出现夜间哮喘症状，体力活动受限，FEV_1 占预计值＜60％或 PEF＜60％个人最佳值、PEF 或 FEV_1 变异率＞30％。

2. 治疗期间哮喘病情严重程度的分级

当患者已经处于规范化分级治疗期间，哮喘病情严重程度分级则应根据临床表现和目前每天治疗方案的级别综合判断。例如，患者目前的治疗级别是按照轻度持续（第 2 级）的治疗方案，经过治疗后患者目前的症状和肺功能仍为轻度持续（第 2 级），说明目前的治疗级别不足以控制病情，应该升级治疗，因此，病情严重程度的分级应为中度持续（第 3 级）。区分治疗前和规范化分级治疗期间的病情严重程度分级，目的在于避免在临床诊治过程中对哮喘病情的低估，并指导正确使用升降级治疗，见表 3-1。

表 3-1　治疗期间哮喘病情严重程度的分级

治疗前的严重程度级别			
	轻度间歇（1 级）	轻度持续（1 级）	中度持续（1 级）
目前患者症状和肺功能	治疗后重新综合判断分级		
轻度间歇（第 1 级）	轻度间歇或持续	轻度持续	中度持续
轻度持续（第 2 级）	轻度持续	中度持续	重度持续
中度持续（第 3 级）	中度持续	重度持续	重度持续
重度持续（第 4 级）	重度持续	重度持续	重度持续

3. 哮喘急性发作时病情严重程度的分级

哮喘急性发作是指喘息、气急、咳嗽、胸闷等症状突然发生，或原有症状急剧加重，常有呼吸困难，以呼气流量降低为其特征，常因接触变应原等刺激物或治疗不当等所致。其程度轻重不一，可在数小时或数天内出现病情加重，偶尔可在数分钟内危及生命，故应对病情做出正确评估，以便给予及时有效的紧急治疗。哮喘急性发作时病情严重程度的分级，见表 3-2。

表 3-2　哮喘急性发作时病情严重程度的分级

临床特点	轻度	中度	重度	危重
气短	步行、上楼时	稍事活动	休息时	
体位	可平卧	喜坐位	端坐呼吸	
讲话方式	连续成句	常有中断	单字	不能讲话
精神状态	可有焦虑，尚安静	时有焦虑或烦躁	常有焦虑、烦躁	嗜睡或意识模糊
出汗	无	有	大汗淋漓	
呼吸频率	轻度增加	增加	常 >30 次/min	
辅助呼吸肌活动及三凹征	常无	可有	常有	胸腹矛盾运动
哮鸣音	散在，呼气末期	响亮、弥漫	响亮、弥漫	减弱，甚至无
脉率/（次·min-1）	<100	100～120	>120	脉率变慢或不规则
奇脉	无，<10mmHg	可有，10～25mmHg	常有，>25mmHg	无，提示呼吸肌疲劳
使用 β_2-受体激动剂后 PEF 预计值或个人最佳值/%	>80%	60%～80%	<60%或<100L/min 或作用时间<2 小时	

临床特点	轻度	中度	重度	危重
PaO$_2$（吸空气，mmHg）	正常	≥60	<60	
PaCO$_2$（mmHg）	<45	≤45	>45	
SaO$_2$（吸空气，%）	>95	91～95	≤90	
pH				降低

第二节 哮喘病的鉴别诊断

在确定哮喘病的诊断之前，临床医生应当尽量排除一些与哮喘病症状有某些相似的疾病，以免误诊误治。需要进行鉴别的主要是支气管和肺疾病，此外某些心脏疾病也需要排除。需要鉴别的常见疾病因年龄而异，成年和老年人应和慢性支气管炎、COPD、心源性哮喘（急性左心衰竭）、肺癌和变态反应性支气管肺曲菌病相鉴别；婴幼儿和儿童应和毛细支气管炎、喘息性支气管炎和先天性喉喘鸣等鉴别。此外上气道内异物，其他原因引起的气道阻塞（如咽后壁脓肿、扁桃体肿大、结节病、韦格氏肉芽肿、甲状腺癌、声带麻痹、气管软化、良性肿瘤、多发性软骨炎、淀粉样变），肺嗜酸性粒细胞增多症（PE），肉芽肿性肺病（如结节性多动脉炎、过敏性肉芽肿、变应性肉芽肿性血管炎、支气管中心性肉芽肿），弥漫性泛细支气管炎（DPB），肺栓塞，支气管肺癌、纵隔肿瘤等疾病进行鉴别。

一、慢性支气管炎

慢性支气管炎以老年人常见，多在冬季发病，吸烟和上呼吸道感染为常见病因，症状为咳嗽、咳痰或喘息，每年发作 3 个月，连续两年以上。与哮喘病的鉴别诊断详见表 3-3。

表 3-3 哮喘病与慢性支气管炎的鉴别要点

	哮喘病	慢性支气管炎
起病年龄	多起病于婴幼儿或儿童期	中老年
发病诱因	接触过敏原、刺激性气体、冷空气、上呼吸道病毒感染、激烈运动等	吸烟、职业性因素、空气污染或上感
既往史	过敏性鼻炎或其他过敏性疾病史	可有吸烟史，通常无过敏性疾病史
家族史	有过敏性疾病家族史	无
起病方式	多突然发作，夜间较重，运动性哮喘以运动后出现明显喘息为特征	起病缓慢，病情波动较小
发病季节	夏秋季发作或常年性发作，也可春、冬季发作	冬季为主
症状	发作性喘息、气急，胸闷，可自行缓解，咳嗽性哮喘也可表现为阵发性咳嗽，可伴有过敏性鼻炎的症状，缓解期如常人	以咳嗽、咳痰为主，可有黏稠的黄痰，症状不能自行缓解

续表

	哮喘病	慢性支气管炎
体征	双肺弥漫性哮鸣音	干啰音或散在湿啰音
外周血	Eos 增高，ECP 水平增加	发作期白细胞增多或中性粒细胞增高，ECP 水平正常
痰检	可有大量 Eos，Charcot-Leyden 结晶或 Curschmann 螺旋体	以中性粒细胞为主，痰培养常可发现致病菌
其他检查	过敏原皮试阳性、血清总 IgE、特异性 IgE 水平升高	无或不明显
气道反应性	不同程度地增高	大多数正常，少数轻度增高
肺功能	支气管舒张试验阳性，PEF 波动率 >20%	支气管舒张试验阴性，PEF 波动率<15%
治疗效果	经支气管扩张剂治疗后可迅速缓解，糖皮质激素疗效好。	支气管扩张剂效果一般，症状缓解慢、糖皮质激素效果差。

二、慢性阻塞性肺疾病（COPD）

虽然 COPD 也可以由哮喘病引起，但从 1987 年起，美国胸科学会已经将哮喘病排除在 COPD 之外。实际上，临床上早已经发现 COPD 与吸烟、慢性支气管炎、职业性因素、空气污染的关系更为密切。哮喘病与 COPD 的主要不同点是，前者的支气管阻塞具有可逆性，极少出现肺气肿体征，而后者的支气管阻塞则多无可逆性，有肺气肿体征。有关两者的鉴别诊断详见表3-4。

表 3-4　哮喘病与 COPD 的鉴别要点

	哮喘病	COPD
发病年龄	多数起病于婴幼儿或儿童期	中年以后和老年发病
病史	反复发作性喘息、其他过敏疾病、过敏疾病家族史	长期大量吸烟史、慢性支气管炎史或长期职业污染
发病季节	常年性或有一定季节性	多无明显季节性或冬春季加重
诱因	接触过敏原、上感、剧烈运动	一般体力活动
症状	喘息、呼吸困难，可自行缓解或经用支气管扩张剂后很快缓解	气短、气不够用，可逆性差
体征	双肺弥漫性呼气相哮鸣音、发作期可有过度充气体征、缓解期则消失	肺气肿体征、长期不消失
外周血	嗜酸性粒细胞计数增高	嗜酸性粒细胞计数正常
X 线胸片	发作期有过度充气体征，缓解期可正常	肺气肿征象
气道反应性	不同程度地增高	大多数正常，仅少数轻度增高
PEF 波动率	>20%/天	<15%/天

	哮喘病	慢性阻塞性肺病
支气管舒张试验	阳性	阴性
治疗	避免过敏原、吸入糖皮质激素进行抗感染治疗和必要时使用平喘药物	吸入抗胆碱药物、休息和做呼吸保健操

三、急性左心衰竭

急性左心衰竭可以诱发心源性哮喘，其临床症状与哮喘病有许多相似之处，特别是在农村以及医疗条件较差的地区，在缺乏相应客观检查手段的情况下，误诊率非常高。有关哮喘病与急性左心衰竭引起的心源性哮喘的临床鉴别要点详见表3-5。

表3-5　哮喘病与急性左心衰竭鉴别要点

	哮喘病	急性左心衰（心源性哮喘）
起病年龄	婴幼儿或青少年期多见	中老年人
病史	哮喘反复发作史、个人过敏性鼻炎等过敏性疾病史、家族过敏史	高血压、冠心病、糖尿病、风心病或多次心衰史
发病季节	多呈季节性发作	不明显
诱因	接触过敏原、上感、剧烈运动、吸入非特异性刺激物	感染、劳累、过量或过快输液
症状	呼气性呼吸困难	混合性呼吸困难，有血性泡沫痰
体征	双肺弥漫性哮鸣音，呼气相延长，可有过敏性鼻炎的体征	双肺底湿啰音左心扩大、奔马律、心脏有器质性杂音
外周血	Eos 增高，ECP 水平增加	Eos 不高，ECP 正常
免疫学检查	血清总 IgE 水平增高，血清特异性 IgE 呈阳性，变应原皮试呈阳性	血清总 IgE 水平正常，血清特异性 IgE 呈阴性，变应原皮试呈阴性
心电图	正常，偶有一过性肺性 P 波	心律异常或房室扩大
气道反应性	不同程度增高，多数中度以上增高，支气管扩张试验呈阳性	大多数正常，极少数轻度增高，支气管扩张试验呈阴性
超声心动图	正常	心脏解剖学出现异常
X 线	正常或有肺气肿征象	肺淤血，左心增大
治疗	脱离过敏原、吸入或全身应用糖皮质激素或应用平喘药物有明显疗效	应用快速洋地黄进行强心，利尿剂、扩血管药物等有效

四、胸腔外上气道疾病

胸腔外上气道疾病包括：①气管和支气管的良、恶性肿瘤以及咽喉癌。②甲状腺疾病。③气管和支气管内异物。④咽喉气管壁水肿以及气管切开术后再生的瘢痕狭窄。⑤咽后壁脓肿。⑥扁桃体肿大。

⑦韦格氏肉芽肿。⑧声带麻痹等。其共同的临床特征如下。

（1）症状往往持续存在或进行性加重，除喘息外常有剧烈咳嗽，应用支气管舒张剂疗效不佳，支气管癌可有痰中带血。

（2）多呈现吸气性呼吸困难，严重时出现三凹征。

（3）直接喉镜、纤维支气管镜检查有助于确定病因。

此外，肺癌、纵隔肿瘤压迫支气管或小支气管，支气管内异物时可在肺内闻及局限性固定部位的哮鸣音，进行胸部放射学检查（X线和CT）、痰细胞学检查及纤维支气管镜检查有助于鉴别。

五、气管、支气管软化及复发性多软骨炎

由于气管支架软骨软化，气道不能维持原来正常形态。患者呼气或咳嗽时胸腔内压升高，可引起气道狭窄，甚至闭塞，临床表现为呼气性喘息，其特点：①剧烈持续性、甚至犬吠样咳嗽；②气道断层摄影或CT显示气管、大支气管狭窄；③纤支镜检查时可见气道呈扁平状，呼气或咳嗽时气道变窄。

六、肺嗜酸性粒细胞增多症

肺嗜酸性粒细胞增多症，又称肺嗜酸性粒细胞性疾病（PIE），是一组与变态反应相关的肺部疾病，其共同特征是肺部均有嗜酸性粒细胞增多性浸润，伴外周血中嗜酸性粒细胞增多，患者常有咳嗽、胸闷、气短、哮喘等症状。本病分为以下四种类型：①单纯性PIE，又称勒夫勒综合征；②迁延性PIE；③热带性PIE；④哮喘性PIE。

其与哮喘病的鉴别诊断有时比较困难，比较有意义的鉴别诊断方法有以下几点：①哮喘的病程相对更长些，可达数年到数十年，而PIE患者病程相对较短，多为几个月，少有数年者。②X线胸片，哮喘病患者即使发作期X线胸片也无明显异常，而PIE（除热带性PIE）胸片上多有浸润性病灶，而且多呈游走性。③外周血中嗜酸性粒细胞增多程度不同，哮喘时外周血中嗜酸性粒细胞多＜10%，而PIE时常＞10%。

七、变态反应性支气管肺曲菌病

变态反应性支气管肺曲菌病（ABPA）是由熏烟色曲菌等致敏真菌在具有特应性个体中引起的一种变态反应性疾病，近年来发病率有增高趋势。ABPA的临床症状之一是出现哮喘，而哮喘患者中1%～2%为ABPA，故需要对两者进行鉴别，其诊断要点如下：①典型者咳出棕褐色痰块，内含多量嗜酸性粒细胞；②X线胸片呈现游走性或固定性浸润病灶；③支气管造影可以显示出近端支气管呈囊状或柱状扩张；④痰镜检或痰培养发现熏烟色曲菌；⑤曲菌抗原皮试呈速发反应阳性；⑥曲菌抗原特异性沉淀抗体测定特异阳性（IgG）；⑦熏烟色曲菌抗原皮试出现 Arthus 现象。

八、肉芽肿性肺病

肉芽肿性肺病包括一种累及肺部的肉芽肿疾病，其中需与哮喘病进行鉴别的有：

（1）结节性多动脉炎（PAN）：PAN是一种免疫性疾病，其特征是全身广泛性中小动脉进行性炎症和坏死病变，多见于20～50岁男性，1/3病例累及肺部，1/5病例出现喘息和外周血嗜酸性粒细胞增多，糖皮质激素疗效较好，其与哮喘病的不同之处体现在以下几点：①PAN的临床表现复杂多变，如不规则发热、消瘦、多系统受累，包括肾小球肾炎、恶性高血压、心绞痛、心力衰竭、肌肉酸痛、皮下结节和周围神经炎等。②肺部可出现游走性的浸润病灶，结节灶中央可见空洞，有时可出现胸膜腔积液。③外周血白细胞总数增多，中性粒细胞和嗜酸性粒细胞增多，γ球蛋白增高，血沉加快，

类风湿因子试验呈阳性，狼疮细胞检查呈阳性，可有轻度贫血等。④皮下结节、肌肉或肺组织活检有助于确诊，其病理特点是节段性中小动脉炎，以中层显著，有纤维蛋白样沉积和坏死，血管内壁或周围出现肉芽肿性结节，中央为嗜酸性物质和坏死细胞；肺坏死区内出现弥漫性嗜酸性粒细胞浸润，肺动脉和静脉内膜出现结缔组织增生及嗜酸性粒细胞、中性粒细胞浸润，肺动脉中层发生纤维素样改变，在结缔组织和血管壁中可见肉芽肿。

（2）过敏性肉芽肿：本病可能与药物（青霉素、磺胺）、细菌、血清等变应原引起的Ⅲ型变态反应有关，多见于中青年，患者可有哮喘、过敏性鼻炎症状，过敏原皮试可呈阳性。其与哮喘鉴别要点包括：①过敏性鼻炎、哮喘和发热等症状常在多系统病变出现前即已存在。②外周血嗜酸性粒细胞＞$1.5×10^9$/L。③全身性血管炎可累及两个以上肺外器官（心、肝、肾、皮肤等），其组织活检的病理学特征是嗜酸性粒细胞浸润、血管肉芽肿形成及坏死性血管炎。④大部分患者出现嗜酸性粒细胞肺浸润，部分病例出现嗜酸性粒细胞性胸腔积液。

（3）变应性肉芽肿性血管炎（Churg-strauss 综合征）：本病主要侵犯小动脉和小静脉，常侵犯细小动脉，主要累及多器官和脏器，以肺部浸润和周围血管嗜酸性粒细胞增多为特征，本病患者中绝大多数可出现哮喘症状，其与哮喘的鉴别要点有：①除哮喘症状外，常伴有鼻旁窦炎（88%），过敏性鼻炎（69%），多发性神经炎（66%～98%）②病理检查特征，包括嗜酸性粒细胞浸润、肉芽肿性病变、坏死性血管炎。

（4）支气管中心性肉芽肿：本病与哮喘病相比有如下特点：①发病年龄较晚，平均年龄 50 岁。②除有哮喘症状外，大多数患者伴有呼吸困难、咳嗽、咯血、发热、乏力，还可有迁徙性胸痛、反复发作性肺炎。③X 线可见肺叶、肺段实质性浸润，肺不张，不规则块影、线状阴影及异常支气管阴影、有些病例还呈现肺脓肿、肉芽肿性空洞、支气管扩张。④肺活检可见小支气管、细支气管腔内充满干酪样物质，坏死性肉芽肿周围环绕着上皮样细胞，病灶呈向心性。

九、弥漫性泛细支气管炎

弥漫性泛细支气管炎（DPB）是一种主要累及呼吸性细支气管的弥漫性炎性疾病，临床上表现为咳嗽、咳痰、活动后气急，双肺广泛性哮鸣音及捻发音，晚期合并有铜绿假单胞菌感染。至今国内已有两例 DPB 文献报告，其与哮喘病的鉴别见表3-6。

表3-6　哮喘病与 DPB 的鉴别要点

	哮喘	DPB
性别	男≌女	男:女＝5:1
既往史	过敏性鼻炎史	鼻旁窦炎、鼻息肉
诱因	刺激性气体、过敏原或运动	病毒，支原体、细菌感染
气急	发作时出现	常有
咳嗽咳痰	可有	必有
喘息	发作时，可自行缓解	常有，不能自行缓解
发绀	重症时	常有
杵状指	无	常有

续表

	哮喘	DPB
肺部体征	发作时有哮鸣音	哮鸣音、捻发音
X 线胸片	无特殊	弥漫性小结节影
通气功能变化	发作时呈阻塞性	轻度限制＋重度阻塞
血气改变	重度时 $PaO_2\downarrow PaCO_2\uparrow$	常有 $PaO_2\downarrow PaCO_2\uparrow$
平喘药物	疗效显著	疗效差
抗生素疗效	多无效	红霉素疗效好

第四章　哮喘的分级治疗

哮喘的规范治疗是哮喘指南中的重要部分，通常包括治疗计划、治疗策略、治疗报告、成年患者和儿童患者治疗文献。1989 年首次发表的指南是针对成人和儿童患者的，其后各国和国际哮喘防治指南相继发表，对提高哮喘防治水平，改善患者的生活质量和工作质量起着非常重要的作用。

第一节　非发作期哮喘的分级治疗

一、哮喘治疗目标和控制标准

（一）哮喘治疗目标

近年来，几乎所有的哮喘防治指南都大同小异地叙述哮喘的治疗目的，这是由于哮喘是一种对患者及其家庭和社会都有明显影响的慢性疾病。然而，许多患者貌似进行治疗，实际上并不规范，并没有以最佳的方式进行治疗，因此效果不佳，而如果治疗指南能从初级防治水平做起，对患者的保护及其结果就会有所改善。有些哮喘防治指南以临床为出发点，而忽视了公共卫生的重要性，这是非常遗憾的，因为没有社会的支持和协调，防治工作很难做好。在哮喘防治指南中，一个非常重要，但往往被忽略的问题是如何评价防治效果，从社会效益的角度，评价哮喘指南的方法应包括指南对某一人群的影响，如误工、误学的时间，因哮喘住院次数和时间、死亡率、患者的生命质量等。因此，以澳大利亚为代表的各国哮喘防治指南都包含相互结合的两部分：①哮喘防治策略及其实施；②针对基层医师和开业医师的哮喘治疗手册。这种类型的指南使哮喘防治水平得到明显的提高，进一步体现了指南的学术和社会价值。

气道炎症是所有类型的哮喘的共同病理、症状和气道高反应性的基础，它存在于哮喘的所有时段。虽然目前尚无根治办法，但以抑制气道炎症为主的适当的治疗通常可以使病情得到控制。从这个角度出发，哮喘治疗的目标为：①有效控制急性发作症状并维持最轻的症状，甚至无任何症状。②防止哮喘的加重。③尽可能使肺功能维持在正常水平。④保持正常活动（包括运动）的能力。⑤避免哮喘药物治疗过程发生不良反应。⑥防止发生不可逆的气流受限。⑦防止哮喘死亡，降低哮喘死亡率。

（二）哮喘控制的标准

称为"控制"必须要有一定的根据，一定的标准以规范评价，通常包括：临床症状（日间症状和夜间哮喘发作频率、急性加重次数、急症次数）、肺通气功能的变化、治疗强度（特别是按需使用短效 β_2-受体激动剂的频率）、生活质量（包括活动受限、误工误学情况）等。目前国际上多倾向于用多项指标综合评价，但尚没有统一的标准。南非 Bateman 在"获得理想的哮喘控制目标"全球多中心临床试验中设定了完全控制和良好控制两种概念，两种标准如下。

1. 哮喘完全控制定义（连续 8 周中至少 7 周达到下列标准）

白天症状：①没有急用短效 β_2-受体激动剂；②每日清晨 PEF≥80％预计值；③没有夜间觉醒；④没有急性加重（恶化）；⑤没有急诊就医；⑥没有与治疗相关的不良反应，不需要因此改变治疗。

2. 哮喘良好控制定义（连续 8 周中至少 7 周达到下列标准）

以下三项中至少必须达到两项：①白天症状积分＞1 分的天数≤2 天；②急用短效 β_2-受体激动剂，每周≤2 天或≤4 次；③每日清晨 PEF≥80％预计值。

以下所有指标必须全部达到：没有夜间觉醒；没有急性加重（恶化）；没有急诊就医；没有与治疗相关的不良反应。

Aalbers 等在另一项全球多中心的临床试验（SUND）中提出了"良好控制周"的界定标准，即无夜间哮喘症状；无哮喘急性加重；无因药物不良事件而改变哮喘治疗方案；至少具备以下三项中的两项：①哮喘症状积分＞1 分的天数≤2 天；②急需使用短效 β_2-受体激动剂的频率为每周≤2 天或≤4 次；③每日清晨 PEF≥80％预计值。

近年还有人采用问卷的方法评估哮喘的控制。Bateman 在 2004 年美国胸科年会又介绍了"30 秒哮喘测验"方法，较为实用。Bateman30 秒哮喘测验：

（1）每周使用急救 β_2-受体激动剂是否＞4 次（不包括每日运动前使用 1 次）。

（2）每周因哮喘而咳嗽、喘息或胸闷的天数是否≥4 天。

（3）每周因哮喘而发生夜间咳嗽、喘息或胸闷的天数是否≥1 次。

（4）过去 3 个月内是否因哮喘而停止运动。

（5）过去 3 个月内是否因哮喘而误工误学。

上述问题中的任何一项如果回答"是"，即表明哮喘未得到控制。

哮喘控制标准不同于治疗目标，"治疗目标"是医师为患者设计治疗方案的目的和努力方向，而"控制标准"是评价治疗的效果。2002 年 GINA 哮喘防治指南中加上"哮喘控制的标准"是指南的一大进步，要理解其意义必须端正以往的传统观念，任何"病情平稳""病情无变化""自觉症状还可以""大致同前"的描述都是不准确的。不少医师在对患者的临床表现进行上述的描述以后，通常维持原来的治疗，这是不正确的。错在哪里？首先，"平稳""无变化""还可以""同前"是模糊的概念，不是客观指标，不能作为评价标准；其次，如果有客观指标，如哮喘发作频率或 PEF 的监测表明患者的病情确实"同前"，那么按照治疗中哮喘严重度的分级标准，说明患者的治疗不足，应该升级治疗，而不是维持原来的治疗方案。因为"控制"的含义在于使患者的症状和肺功能得到实实在在的"改善"，而且接近于正常，不影响正常的生活和工作。

这里应当特别强调，传统所说的"缓解期"不等于患者都能达到"完全控制"，这是两个不同的概念。按照 2002 年 GINA 的新概念，"缓解期"对于治疗没有重要指导意义。

二、哮喘治疗方案的组成

哮喘的治疗可以根据不同治疗类型的可能性、文化背景、不同的医疗保健系统通过不同途径进行。一般应包括以下六个部分：

（1）患者教育，并使哮喘患者在治疗中与医师建立伙伴关系。

（2）根据临床症状和肺功能测定评估和监测哮喘的严重度。

（3）脱离与危险因素的接触。

（4）建立个体化的儿童和成人的长期的治疗计划。

（5）建立个体化的控制哮喘加重的治疗计划。

（6）进行定期的随访监护。

三、长期治疗方案的确定

从理论上讲，支气管哮喘的预防比治疗更为重要，但由于哮喘的致病因素和诱发因素非常复杂，各种因素互相交错，而且往往是多重性的，再加上绝大多数患者还没有建立"预防为主"的坚定信念，导致预防措施难以起到主导的地位，在这种情况下，哮喘的治疗就显得尤为重要。但我们认为应当坚持"防中有治，治中有防"的基本原则。

（一）哮喘治疗的基本原则

（1）哮喘的治疗必须规范化，任何哮喘治疗方案都应把预防哮喘发作放在首位，为此应当尽可能地让患者了解"自己"，了解病因，了解药物。

（2）所有患者应尽最大可能地避免接触致病因素和诱发因素，对于特应性哮喘患者，可采用脱敏疗法来提高患者对变应原的耐受性，也应作为预防措施来看待。

（3）以吸入肾上腺皮质激素（简称激素）为主的抗感染治疗应是哮喘缓解期的首要治疗原则，以达到控制气道的慢性炎症，预防哮喘急性发作的目的。

（4）哮喘急性发作时，治疗的关键是迅速控制症状，改善通气，纠正低氧血症。

（5）治疗过程应根据患者的临床症状和主要肺功能检测结果适时调整治疗方案，力求达到哮喘控制标准。

（6）强化对基层医师的培训，对哮喘患者的医学教育是哮喘防治工作的主要环节之一。

（二）哮喘治疗方案的设计

自 1989 年以来各国学者都在设计成人哮喘治疗计划，近年来任何版本的国际哮喘防治指南都包含几方面的内容：①哮喘定义的修订和解释；②哮喘严重度的判断标准；③药物的新进展；④治疗方案的设计；⑤哮喘的管理和教育；⑥儿童哮喘防治。

哮喘治疗方案的设计可谓是历次 GINA 专家委员会讨论的重点，是任何版本的国际哮喘防治指南的核心。哮喘治疗方案的抉择基于其在治疗人群中的疗效及其安全性。药物治疗可以酌情采取不同的给药途径，包括吸入、口服和肠道外途径（皮下、肌内或静脉注射）。吸入给药的主要优点是可以将高浓度的药物送入气道以提高疗效，而避免或使全身不良反应降到最低。哮喘治疗应以患者的严重程度为基础，并根据病情控制变化增减（升级或降级）的阶梯治疗原则选择治药物。

2002 年 GINA 专家委员会发表了新的版本，对哮喘严重度的评价标准进行了更为切合实际、更为实用的修改，对哮喘的规范治疗方案也做了相应的补充和完善。GINA 2002 年版本的哮喘患者长期治疗方案的主要特点是：①二级以上患者非急性发作期推荐的吸入糖皮质激素的剂量普遍加大；②强调长效平喘药，特别是吸入长效 β_2-受体激动剂的应用；③白三烯调节剂正式被纳入治疗方案中；④吸入抗胆碱能药物正式作为哮喘治疗的替代药用于哮喘的治疗；⑤病情严重度一级的间歇发作哮喘仍未强调使用吸入皮质激素。

关于治疗中升降级治疗的问题，即治疗中分级标准应观察多长时间的问题，尚无共识。医生认为基本原则是升级要早、要快，降级要慢。如有人将升级标准定为：连续 2 天每天使用解痉性 β_2-受体激动剂 ≥3 次，或连续 2 天有夜间哮喘发作征象（如扰醒）。但这种升级只适于吸入 β_2-受体激动剂的加量。按治疗中分级标准进行升级治疗的观察时间尚无定论，医生认为应至少观察 1 周，记录必要参数，并应进行相关肺功能（至少是 PEF）检查决定升级的程度。现在已经明确，吸入糖皮质激素的患者，气道高反应性的改善需要 2 年，因此，不应过早减撤吸入皮质激素量。有些临床研究认为哮喘的治疗好转以后吸入糖皮质激素至少要维持 3 个月，最好是 6 个月。确切的时间有赖于有效治疗前的加重程度、症状控制的难易程度及其达到控制的时间。降级治疗的标准是原级所有指标都改善，而不是只凭某种指标的改善而降级。假如某一指标改善，但其他指标没有改善，或个别指标恶化，都不应降级，而是应当升级，因为这样的治疗反应表明原来治疗不足。

在治疗中，患者对症状的记录和最大呼气流速（PEF 或 PF）的自我监测对治疗方案的调整非常重要。医生应让患者理解自己的病情，熟悉药物，应教会患者正确填写周记表，正确使用呼气流速仪。

为了便于临床医生掌握，2003 年 11 月 21 日发表的 GINA 版本做了如下规定见表 4-1。

表 4-1　哮喘患者长期治疗方案的选择

严重程度	每天治疗药物	其他治疗选择
一级 间歇发作哮喘	不必	
二级 轻度持续哮喘	小剂量吸入糖皮质激素	缓释茶碱，或色甘酸钠，或白三烯调节剂
三级 中度持续哮喘	小至中剂量吸入糖皮质激素，加上长效吸入 β_2-受体激动剂	中剂量吸入糖皮质激素，加上缓释茶碱，或中剂量吸入糖皮质激素，加上长效口服 β_2-受体激动剂，或大剂量吸入糖皮质激素，或中剂量吸入糖皮质激素，加上白三烯调节剂

续表

严重程度	每天治疗药物	其他治疗选择
四级 重度持续哮喘	大剂量吸入糖皮质激素，加上长效吸入 β_2-受体激动剂，需要时可再加上一种或一种以上下列药物：缓释茶碱；白三烯调节剂；长效口服 β_2-受体激动剂；口服糖皮质激素	

GINA 2003 年版本把 β_2-受体激动剂按起效的快慢分为快作用和慢作用两类，按作用持续时间的长短分为短效和长效。目前的快作用制剂多属短效，但福莫特罗既快作用又长效。沙美特罗属长效制剂，但起效相对较慢。

对于儿童患者而言，吸入装置的选择非常重要，可以影响吸入的药物效应，因此 GINA 2003 年版本推荐不同年龄儿童使用不同吸入装置。

4 岁以下首选压力定量吸入器加上带面罩的储雾器；替换装置：带面罩的喷雾器。

4～6 岁首选压力定量吸入器加上带口器的储雾器；替换装置：带面罩的喷雾器。

6 岁以上首选干粉吸入器，或呼吸驱动压力定量吸入器或带储雾器的压力定量吸入器；替换装置：带口器的喷雾器。

第二节 哮喘急性发作期的分级治疗

哮喘急性发作的严重性决定其治疗方案，根据检查时所确定的哮喘急性发作严重程度而制定的指南，各类别中的所有特征并不要求齐备。如果患者对起始治疗不满意或症状恶化较快，或患者存在可能发生死亡的高危因素，应按下一个更为严重的级别治疗。

一、哮喘急性发作的家庭治疗

对有致死性高危因素的哮喘患者在起始治疗以后应迅速与专科医师联系，以加强严密观察或采取其他确保疗效的措施，控制病情的进展。医生认为起始治疗偏于保守实际上哮喘急性发作以后，如果需要每小时吸入 3 次 β_2-受体激动剂者往往病情已经比较严重，患者症状明显，肺功能损害、气流受限相当显著，如果延误，下一步的治疗可能更为困难。因此对这些患者，特别是非急性发作期的重度持续患者，不应等到需要大量吸入 β_2-受体激动剂（每小时 3 次）才进入下一步的处理。

二、哮喘急性发作的住院治疗

下图显示了哮喘急性发作的住院治疗程序，但在具体操作时应参考患者非急性发作期，特别是哮喘患者是否经过治疗，治疗稳定期哮喘的严重程度，对既往哮喘急性发作及其治疗史灵活掌握。

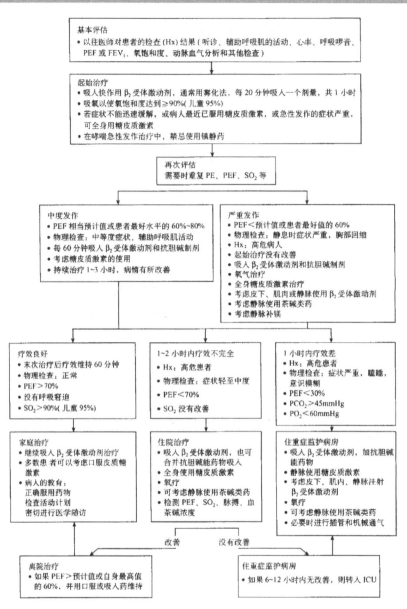

基本评估
• 以往医师对患者的检查(Hx)结果(听诊、辅助呼吸肌的活动、心率、呼吸啰音、PEF 或 FEV_1、氧饱和度、动脉血气分析和其他检查)

起始治疗
• 吸入快作用 β_2 受体激动剂,通常用雾化法,每 20 分钟吸入一个剂量,共 1 小时
• 吸氧以使氧饱和度达到≥90%(儿童 95%)
• 若症状不能迅速缓解,或病人最近已服用糖皮质激素,或急性发作的症状严重,可全身用糖皮质激素
• 在哮喘急性发作治疗中,禁忌使用镇静药

再次评估
需要时重复 PE、PEF、SO_2 等

中度发作
• PEF 相当预计值或患者最好水平的 60%~80%
• 物理检查:中等度症状,辅助呼吸肌活动
• 每 60 分钟吸入 β_2 受体激动剂和抗胆碱制剂
• 考虑糖皮质激素的使用
• 持续治疗 1~3 小时,病情有所改善

严重发作
• PEF<预计值或患者最好值的 60%
• 物理检查:静息时症状严重,胸部回缩
• Hx:高危病人
• 起始治疗没有改善
• 吸入 β_2 受体激动剂和抗胆碱制剂
• 氧气治疗
• 全身糖皮质激素治疗
• 考虑皮下、肌内或静脉使用 β_2 受体激动剂
• 考虑静脉使用茶碱类药
• 考虑静脉补镁

疗效良好
• 末次治疗后疗效维持 60 分钟
• 物理检查:正常
• PEF>70%
• 没有呼吸窘迫
• SO_2>90%(儿童 95%)

1~2 小时内疗效不完全
• Hx:高危患者
• 物理检查:症状轻至中度
• PEF<70%
• SO_2 没有改善

1 小时内疗效差
• Hx:高危患者
• 物理检查:症状严重,瞌睡,意识模糊
• PEF<30%
• PCO_2>45mmHg
• PO_2<60mmHg

家庭治疗
• 继续吸入 β_2 受体激动剂治疗
• 多数患者可以考虑口服皮质糖激素
• 病人的教育:
  正确服用药物
  检查活动计划
  密切进行医学随访

住院治疗
• 吸入 β_2 受体激动剂,也可合并抗胆碱能药物吸入
• 全身使用糖皮质激素
• 氧疗
• 可考虑静脉使用茶碱类药
• 检测 PEF、SO_2、脉搏、血茶碱浓度

住重症监护病房
• 吸入 β_2 受体激动剂,加抗胆碱能药物
• 静脉使用糖皮质激素
• 考虑皮下、肌内、静脉注射 β_2 受体激动剂
• 氧疗
• 可考虑静脉使用茶碱类药
• 必要时进行插管和机械通气

改善   没有改善

离院治疗
• 如果 PEF>预计值或自身最高值的 60%,并用口服或吸入药维持

住重症监护病房
• 如果 6~12 小时内无改善,则转入 ICU

哮喘急性发作的住院治疗

三、哮喘诊断和治疗中应注意的临床问题

(1)有针对性地进行合理的检查。哮喘患者就诊时通常有三种情况:主诉某些与哮喘有关的症状,但没有经过必要的检查,诊断尚不明确;哮喘急性发作;哮喘经过有效治疗而处于缓解期。对于第一类患者,医生的首要任务是进行胸部 X 线、肺功能、变应原等的系统检查,以确定诊断,并了解肺功能受损情况和哮喘的严重程度,是否具有变应体质,主要变应原是什么。这些基本病情的了解对患者长期的治疗方案的制订和对病情变化的随访都是非常重要的。第二类患者首先应给予紧

急处理，缓解症状，改善肺功能，不要勉强进行过多的检查。其他必要的检查可等症状缓解以后进行。第三类患者可以进行全面的诊断性检查，但重要的是要仔细分析患者的病情变化，导致病情进行性发展的因素，对各种药物治疗的反应，调整治疗方案。

（2）临床表现和肺功能检查是哮喘的主要诊断依据。在哮喘的诊断依据中，最主要的是临床典型症状体征和肺功能检查的结果。变应原的确定不是哮喘的主要诊断依据，变应原阳性往往是哮喘诊断的有利旁证，但变应原阴性不能否定哮喘的诊断。胸部 X 线检查是必不可少的，因为胸部 X 线检查对于了解肺部的并发症和鉴别诊断非常重要。这些方面在哮喘治疗过程中都必须了解得非常清楚。

（3）正确进行药物治疗。哮喘的治疗药物很多，用药的途径也比较特别。大量的研究证明，吸入疗法（包括糖皮质激素和支气管舒张药）不仅有效，而且全身不良反应少，因此是首选的用药途径。但不应滥用吸入途径，如地塞米松不同于丙酸倍氯米松、布地奈德和丙酸氟替卡松，不能作为吸入药物。茶碱类药物也不能用于吸入治疗。

定量雾化吸入器（MDI）便于携带，使用方便，因此在临床上广泛使用。但肺功能较差的体弱者和重症患者及不容易合作的幼儿，往往使用困难，很难真正把药吸到下呼吸道，因此疗效差。对于这些患者，建议使用适当类型的储雾器，使由 MDI 释出的药物暂时漂浮在储雾器内，从容吸入。碟式和干粉制剂不含氟利昂，不会对气道产生刺激，也不污染大气，使用也比较方便。

哮喘急性发作时，或喘息症状比较明显时，通过以压缩空气或高流量氧为动力的射流式雾化吸入装置吸入 β_2-受体激动剂或抗胆碱药可得到较快的效果。

在哮喘的治疗中，对患者的科普教育，让患者了解什么是哮喘，处方药的作用和可能出现的不良反应，吸入药物及其器械的正确使用都是疗效的基本保证。

近年有人采用问卷的方法评估哮喘的控制情况，Nathan 在 2004 年创立了"哮喘控制试验"，通过自测方法评估哮喘的控制水平。首先以 22 项问题进行询问，通过逐步回归法，选择出其中最有意义的 5 个问题，每个问题以五分法记录见表 4-2，由患者自评。通过判别式有效性分析，发现患者的自评结果与专科医师的测评或肺功能的测评有高度相关性（71%～78%），由此可知，自评得分为满分者（25 分）为"完全控制"，20～24 分者为良好控制，低于 20 分者为未得到控制，这种计分方法较为简便实用。

表 4-2　Nathan "哮喘控制试验"（22 个问题）中通过 Logistic 回归分析后的 5 个最有意义问题

项目	引入变量序数	危险比（可信区间）	卡方	P
呼吸困难	1	1.25（1.02，1.61）	54.4273	0.0000
患者对控制情况的评价	2	0.68（0.48，0.95）	14.1044	0.0002
额外药物的使用	3	1.30（1.02，1.66）	7.1375	−0.0075
哮喘是否影响您在岗位/学校的工作量	4	1.66（1.15，2.40）	5.8535	0.0155
因哮喘在夜间醒来	5	1.22（1.04，1.56）	4.1618	−0.0413

第五章 急性肺动脉栓塞

第一节 肺动脉栓塞概述

一、肺动脉栓塞定义和流行病学

肺动脉栓塞（Pulmonary Embolism, PE），或称肺栓塞，是指身体其他部位的栓子通过血流进入肺动脉主干或者其分支，而栓子通常是由下肢的血栓所致，所以统称为静脉血栓栓塞症（VTE），其他一小部分是由于空气、脂肪和羊水栓塞所致。肺循环血流的阻塞继发右心室压力的升高，导致 PE 的症状和体征。在某些情况下，如癌症和长期卧床等，发生 PE 的危险会增加。

诊断 PE 依靠这些临床表现结合实验室检查（如 D-二聚体检测）和影像学检查（通常使用肺动脉 CT 造影）。经典的治疗措施是抗凝，包括肝素和华法林。严重病例需要组织型纤溶酶原激活物（t-PA）溶栓或者外科介入肺动脉取栓治疗。

流行病学：大面积 PE 极易危及生命。PE 是西方国家的常见疾病之一，尽管其确切发病率不明，但美国每年估计有症状的 PE 为 53 万例，急性大面积 PE 为 5 万例。大面积 PE 30 天病死率接近 30%，有休克表现患者的病死率增加 3～7 倍，且大部分死亡于发病后 1 小时内发生。在我国，尸检 PE 检出率为 4%～11%。PE 临床表现和常规检查缺乏特异性，误诊和漏诊率高达 80%，每年仅有 40～53 例/10 万人被确诊为 PE。合理及时的救治可使病死率降至 2%～8%。

二、潜在发病原因和发病危险因素

1．潜在发病原因

初次发生 PE 后，通常主要的是寻找继发因素。若二次发生 PE，尤其是在抗凝过程中出现的，要寻找潜在的因素。包括易栓症筛查，如V因子莱顿突变、抗心磷脂抗体、蛋白 C、蛋白 S 和抗凝血酶缺陷、凝血酶原基因突变、亚甲基四氢叶酸还原酶（MTHFR）基因突变、Ⅷ因子增多以及其他更少见的遗传凝血异常。

2．发病危险因素

栓子最常见的来源是下肢近端 DVT 或者盆腔静脉血栓症。DVT 的任何危险因素都会增加静脉血栓脱落迁移至肺血管形成 PE，此种情况的发生率为 15%。DVT 和 PE 是疾病发展的连续过程，所以统称为静脉血栓栓塞症（VTE）。

血栓的发生机制包括许多因素（血流瘀滞、血管内皮损伤和高凝状态，即 Virchow 三联征）。通常多种因素共同存在。

（1）血流瘀滞：制动（手术后、创伤或者长期旅行）、妊娠、肥胖。

（2）血管内皮损伤：是 VTE 发生有限但直接的相关因素。

（3）高凝状态：①服用含有雌激素的激素避孕药；②先天性易栓症（V因子莱顿突变、凝血酶原 G20210A 突变、蛋白 C 缺陷、蛋白 S 缺陷、抗凝血酶缺陷、高同型半胱氨酸血症，以及凝血酶原和纤维蛋白原异常）；③获得性易栓因素（抗心磷脂抗体综合征、肾病综合征、阵发性睡眠性血红蛋白尿症）。具有持续高凝状态的患者一旦停止抗凝治疗，致命性 PE 的发病率为每年 0.5％。

三、症状和体征

1. 急性肺动脉栓塞的症状

PE 的症状包括突然发生的呼吸困难、气促、胸膜炎样胸痛（呼吸时加重）、咳嗽和咯血。较严重的病例包括发绀（通常为嘴唇和手指变紫）、呼吸衰竭、循环不稳定。严重病例会导致患者衰竭，异常低血压状态和猝死，15％猝死的病例是由 PE 导致的。肺栓塞引起肺梗死时，临床上可出现"肺梗死三联征"：呼吸困难、胸痛、咯血。但是上述症状缺乏临床特异性，给诊断带来一定的困难，应与心绞痛、脑卒中及肺炎等疾病相鉴别。

（1）活动性呼吸困难：85％以上的 PE 患者会出现活动性呼吸困难症状。PE 所致的呼吸困难与其他呼吸疾病所致的呼吸困难是不同的，患者往往在休息状态可能没有呼吸困难，但在轻微运动状态时就会出现胸闷、憋气等呼吸困难的症状。这种症状可与冠心病、心绞痛引起的胸闷、憋气等呼吸困难症状相混淆，应予以鉴别。

（2）胸痛：胸痛也是 PE 常见的主要症状之一。一种情形是胸膜炎样胸痛，发生率为 40％～70％，表现为胸部固定位置、呼吸时加重的胸部疼痛。疼痛位置指向明确，往往导致患者不敢呼吸，尤其是深吸气时疼痛加重。胸膜炎样胸痛发生的机制是小的血栓栓子堵塞肺动脉远端分支，造成胸膜受累而形成的。另一种情形是心绞痛样胸痛，发生率为 4％～30％，表现为胸部心前区闷痛。其疼痛性质与心绞痛非常相似，位置指向不明确。心绞痛样胸痛往往导致患者首诊时直接到心脏科就诊。PE 患者发生心绞痛样胸痛的机制是大的血栓栓子堵塞肺动脉主干或较大分支后直接造成回心血流减少、心肌供血不足而形成的。

（3）不明原因的腹痛：临床中发现不明原因的腹痛，也应警惕 PE。PE 可造成左侧、正中、右侧腹痛，其发生的机制是双侧下肺动脉分支栓塞后造成膈肌受累，呼吸运动时膈肌炎症性变化就可能表现为腹痛。因此，临床中发现不明原因的腹痛也应考虑 PE 的诊断。不明原因的腹痛往往是临床中造成 PE 误诊、漏诊的原因之一。

（4）晕厥：有 11％～20％的 PE 患者有晕厥症状。晕厥可能是 PE 患者的首发症状，其特点是晨间起床后或长期卧床后下地活动时发生晕厥，同时不伴有抽搐、口吐白沫、双眼上翻等表现，大多 2～5 分钟自行缓解、苏醒。晕厥症状多出现在肺动脉主干或骑跨栓塞的患者。

（5）烦躁不安、惊恐甚至濒死感：发生率为 15％～55％。

（6）咳嗽：发生率为 20％～56％。

（7）心悸、心动过速：发生率为 10％～30％。

（8）咯血：11％～30％的 PE 患者可能出现咯血症状，其特点是少量咯血、血痰或痰中带血，很少出现大咯血，而且多在 3～5 天后逐步减少，转变成为陈旧性血痰，最后消失。PE 患者出现咯血症状不是病重的表现。其发生的机制是小的血栓栓子堵塞肺动脉，肺泡缺血而出现渗出增多，红细胞渗出到肺泡内而形成咯血。

（9）"肺梗死三联征"：PE 后出现的呼吸困难、胸痛、咯血即所谓的"肺梗死三联征"，临床中仅 20％的 PE 患者可能出现"肺梗死三联征"，因此在临床中不应当以是否出现"肺梗死三联征"来诊断 PE，防止出现误诊和漏诊。

要注意的是，PE 有时是继发于其他基础疾病，其症状可能与基础疾病的临床表现重叠，应予以鉴别。

2．急性肺动脉栓塞的体征

临床检查会发现临床体征包括血氧饱和度降低和发绀（发生率为 11%～35%）。呼吸急促发生率为 50% 左右，呼吸频率通常＞20 次/min。心动过速，发生率为 30%～40%。血压变化，严重时可出现血压下降，甚至休克表现。栓塞累及的肺区域会闻及胸膜摩擦音。左侧胸骨旁隆起、肺动脉瓣第二心音增强或分裂、颈静脉压升高（颈静脉怒张或搏动）和较少见的下肢水肿提示右心室张力增加。PE 患者发热的发生率为 20%～43%，而中度发热的发生率为 11% 左右。有时肺部可闻及哮鸣音和（或）细湿啰音，偶可闻及血管杂音。

因为 PE 的血栓栓子多是来源于下肢 DVT，因此 PE 患者多可能发现下肢 DVT 的体征。①可能出现下肢肿胀、下肢周径非对称性增粗，患侧周径较对侧增粗 1cm 以上。②下肢压痛或疼痛，可表现为沿静脉走行方向的疼痛和压痛。③下肢浅静脉扩张，这是因为 DVT 血液回流障碍，造成下肢浅静脉代偿性扩张。如果为近端股静脉堵塞，可表现为堵塞部位近远端浅静脉、腹壁静脉扩张。④下肢皮肤色素沉着，这是由于反复发生的静脉炎引起的，有时还可表现为局部皮肤溃疡。⑤下肢沉重感、患肢易疲乏感及肿胀加重。如果没有下肢 DVT，则应注意有没有上肢 DVT，注意有无上肢下垂时肿胀和疼痛加重。上肢 DVT 可起因于纵隔或肺部恶性肿瘤。

第二节　急性肺动脉栓塞临床量表评估

近十余年来，高分辨多排 CT 肺动脉造影已经替代肺动脉造影，并被推荐为首选的肺动脉栓塞诊断方法，然而复杂和昂贵的 CT 检查并不适合于严重疾病的患者，包括卧床、不能搬动或者机械通气、基层医院或急诊科的患者。临床评估模型被用来预测 PE 或 DVT 的可能，可减少有创检查和医疗负担。

对每一个不明原因发生呼吸困难、呼吸频速、胸痛或晕厥疑似急性 PE 临床表现患者，首先应进行急性 PE 临床可能性评估：①有否发生 VTE 的危险因素；②结合病史、体检和 X 线胸片、心电图和动脉血气检查，综合分析能否排除 PE 以外的其他诊断。患者如具备上述两项情况属急性 PE 临床高度可能，具有两项之一者属 PE 临床中度可能，两项皆无者属 PE 临床低度可能。急性 PE 临床可能性评估也可采用评分方法，对评估为急性 PE 临床低度、中度可能患者，如联合血浆 D-二聚体检查＜500μg/L，则基本可排除急性 PE 诊断。采取临床可能性评估可以避免一些不必要的特异性检查，因此值得重视。

因为典型的临床表现（气促和胸痛）并不能准确排除其他疾病导致的呼吸困难和胸痛，所以 PE 的诊断依靠起初的客观临床标准结合一些选择性的检查。是否进行影像学检查取决于患者病史、症状、体征和随后的临床可能性评估。

一、Wells 评分系统

预测 PE 可能性最常用的方法是 Wells 评分系统，它是一个临床评分系统，使用复杂，且有很多版本。1995年，Wells等根据文献报道最早制定了一个评分系统来预测PE的患病概率。1998年这个评分系统被修订。2000年，Wells等将这个评分系统简化后再次修订并在2000年公开发表。Wells建议两种不同的评分系统分别使用2分或4分作诊断阈值，预测PE的效率相同。2001年，Wells发表的论文，更为保守地采用2分作为诊断阈值将患者分为3组。一个附加的版本"修改拓展版"使用了近期的2分诊断阈值，并包括Wells最初的研究来诊断PE。近来一个更进一步的研究回归到Wells早期研究结果，用4分作为诊断阈值将患者分为2组。

临床评分量表的用途主要在于影像学检查有困难，而临床中又需要医务人员即时做出判断的情况。因为急性PE的高病死率，怀疑PE的阈值要低，而一旦怀疑急性PE，应马上用Wells评分系统进行临床评估。对于急性PE，可靠而较快的诊断方法是CTPA，而肺通气/灌注（V/Q）扫描和肺动脉造影虽然敏感性和特异性都高，但耗时长或有创伤性，在急性PE的诊断中，不如CTPA实用。更重要的是，使用任何一种预测评分系统均可降低复发性血栓栓塞症的发生率。

Wells评分系统标准如下：①临床存在DVT的症状和体征，3.0分；②除PE外，其他诊断可能性不大，3.0分；③心率>100次/min，1.5分；④卧床制动或4周内有过大手术，1.5分；⑤既往有DVT/PE病史，1.5分；⑥咯血，1.0分；⑦活动期恶性肿瘤（6个月内接受姑息性治疗），1.0分。

对Wells评分系统的临床解释：①评分>6.0分，高度怀疑（基于汇总数据，PE可能性为59%）；②评分2.0~6.0分，中度怀疑（基于汇总数据，PE可能性为29%）；③评分<2.0分，低度怀疑（基于汇总数据，PE可能性为15%）。

其他解释：①评分>4.0分，PE可能性大，考虑影像学检查；②评分<4.0分，PE可能性小，考虑D-二聚体检查排除PE。

二、简化修正的日内瓦评分系统

简化修正的日内瓦评分系统是另一个常用PE临床预测评分系统。简化修正的日内瓦评分系统是对原有的日内瓦评分系统进行修正后得来的，即在日内瓦评分系统的基础上，危险因素中新增了恶性肿瘤；症状体征增加单侧下肢肿痛、咯血和下肢深静脉触痛和单侧水肿；而取消了原有的血气分析结果和胸片结果。而旧的日内瓦评分系统则被废用。

旧的日内瓦评分系统标准如下：①PE或DVT病史，2分。②心率>100次/min，1分。③近期外科手术史，3分。④年龄60~79岁，1分；≥80岁，2分。⑤$PaCO_2$<4.8kPa（36mmHg），2分；4.8~5.19kPa（36~38.9mmHg），1分。⑥PaO_2<6.5kPa（48.7mmHg），4分；6.5~7.99kPa（48.7~59.9mmHg），3分；8~9.47kPa（60~71.2mmHg），2分；9.5~10.99kPa（71.3~82.9mmHg），1分。⑦肺不张，1分。⑧左侧或右侧膈肌抬高，1分。

对旧的日内瓦评分系统的临床解释：PE低度可能0~4分；中度可能5~8分；高度可能≥9分。对PE阳性预测值分别为10%、38%和81%。

简化修正的日内瓦评分系统标准如下：①年龄≥65岁，1分。②以前有PE或DVT病史，3分。③1个月内有过全身麻醉外科手术史或下肢骨折，2分。④恶性肿瘤，包括实体肿瘤或血液肿瘤，目前在活动期或1年内治愈的，2分。⑤单侧下肢疼痛，3分。⑥咯血，2分。⑦心率75~94次/min，3分。⑧心率>95次/min，5分。⑨下肢深静脉触痛及单侧水肿，4分。

对简化修正的日内瓦评分系统的临床解释：PE低度可能0~3分；中度可能4~10分；高度可

能≥11 分。

第三节　急性肺动脉栓塞的诊断与诊断策略

一、急性肺动脉栓塞的诊断

（一）血液学检查

1. D-二聚体

早期的研究表明低/中度怀疑 PE 患者，正常的 D-二聚体足够排除血栓性 PE 可能性。这个结论已经被最近的一个系统文献复习所证实，D-二聚体检查前具有低度可能性 PE 因 D-二聚体检查阴性而排除诊断的患者其 3 个月内发生血栓栓塞事件的概率为 0.14%（95%CI，0.05%～0.41%），尽管这个研究的局限性是仅纳入一个随机对照临床试验，其他的研究均为前瞻性队列研究。与其在静脉血栓性疾病诊断中的局限性相同，D-二聚体的低特异性使它作为门诊患者 PE 排除诊断指标，且检测方案还需标准化。然而研究表明，正常 D-二聚体能够安全排除低度临床可能性患者的血栓可能。尽管早期的数据表明一个高灵敏度的化验能够排除各种不同临床可能性患者的血栓可能，但这些研究需要进一步确认。

当急性 PE 或 DVT 发生时，用定量酶联免疫分析（ELISA）或 ELISA 衍生（ELISA-de-rived）的方法检测 D-二聚体的敏感性高（＞95%），特异性低（40%），而采用全血凝集法和定量乳胶凝集法测定 D-二聚体的敏感性为 85%～90%。研究显示，D-二聚体阴性对 PE 患病可能性小或中等的患者（应用 Wells 量表评分＜4 分或应用简化修正的日内瓦简化量表评分＜7 分）确定 PE 诊断的可能性极小，但 D-二聚体阴性可排除 Wells 量表评分≤4 分者罹患 PE 的可能。基于 D-二聚体对 PE 的阴性预测值较高，阳性预测值较低，D-二聚体水平正常无法排除 PE 的诊断，但其作为急性 PE 的初筛指标已得到公认。因此，疑似 PE 的患者都应检测 D-二聚体，作为排除诊断的指标。

关于 D-二聚体排除肺栓塞的价值要注意以下几点。

（1）D-二聚体是一个敏感性高、特异性低的生物标志物。D-二聚体阴性对急性肺栓塞有排除价值，对慢性肺栓塞没有排除价值，很多慢性肺栓塞 D-二聚体是阴性的。对于急性 PE，要结合量表和 D-二聚体对个体患者作出具体分析。如果患者就诊时过了急性期，甚或已经是亚急性期，D-二聚体的价值会逐步降低，在临床工作中，一定要注意患者症状发生到就诊的时间间隔。这一观点也得到 Goldin 的研究证实，其研究认为急性 PE 患者与对照组之间 D-二聚体浓度差异主要是在症状出现的初期高度显著，此后两者之间 D-二聚体浓度差异则不太显著。

（2）酶联免疫法检测 D-二聚体的敏感性＞95%，特异性仅 40%左右。因此，该检测主要用于排除诊断不太可能为 PE 的患者（Wells 得分＜4 分），但对可能为 PE 的患者（Wells 得分＞4 分）无效，即对临床患肺栓塞可能性高的患者，即使 D-二聚体正常也不能排除肺栓塞的诊断。其他敏感性不高的 D-二聚体检测方法如比浊法等，对排除 VTE 的价值不如酶联免疫法的价值高。

（3）血浆 D-二聚体是交联纤维蛋白在纤溶系统作用下产生的降解产物，是特异的纤溶过程标志物，在急性 PE 或 DVT 时可异常增高＞500μg/L，但血浆 D-二聚体在手术、创伤、急性心肌梗死、心力衰竭、妊娠、恶性肿瘤、肺炎、组织坏死、主动脉夹层等时也可增加，因此特异性低，诊断急性 PE-DVT 的价值有限（尤其是对老年人、住院患者或手术创伤者而言）。但在急性 VTE 临床低度、中度可能性者，优选高敏检测方法测定血浆 D-二聚体，有安全排除 VTE 的诊断价值，特别是在没有合并其他基础疾病、既往无 VTE 史和出现 VTE 样症状时间短的较年轻患者，当 D-二聚体<500μg/L 时，可排除急性 PE-DVT，无须再作进一步影像学检查。

（4）荷兰学者在一项研究中发现，用年龄校正 D-二聚体临界值联合临床概率，有助于在 50 岁以上患者中安全排除肺动脉栓塞（PE）。该前瞻性、大规模队列研究连续纳入 5132 例临床疑似 PE 的患者。研究者根据受试者工作特征曲线在部分患者中计算出 50 岁以上受试者的 D-二聚体临界值——（患者年龄×10）μg/L。随后在两个独立队列中进行验证。结果发现，在 1331 例患者中，使用新的 D-二聚体临界值，结合临床概率评估中的"不可能"评分进行评估时，42% 的患者可排除 PE，而使用之前的临界值（<500μg/L）时，仅 36% 的患者排除 PE。采用新的 D-二聚体临界值对两个验证队列进行评估时，D-二聚体水平在临界值以下的患者比例分别比用旧临界值时增加 5% 和 6%。在 70 岁以上人群中，这一比例增加的绝对值最大。

（5）D-二聚体检测可用于指导 VTE 的抗凝治疗。如果在 D-二聚体正常后再停用抗凝治疗，后期 VTE 的复发可能性低；而如果在 D-二聚体高于正常值时停用抗凝治疗，后期 VTE 的复发可能性高，对于 D-二聚体高于正常值的患者如果继续抗凝治疗，其效果明显好于不继续抗凝治疗的患者。

（6）D-二聚体检测可用于预测 VTE 复发概率。无明显诱因的 VTE 正规抗凝治疗后 D-二聚体仍然高的患者复发可能性高，而正规抗凝治疗后 D-二聚体正常的患者复发可能性低。

（7）非 VTE 而 D-二聚体增高的预防性抗凝的选择。在临床中影像学依据可以排除 VTE，同时有 D-二聚体增高的情形可见于以下情况：重症感染、炎症反应、妊娠期、动脉血栓形成如脑卒中、急性心肌梗死、恶性肿瘤等，常伴有凝血、纤溶亢进引起非 VTE 而导致 D-二聚体增高。是否预防性抗凝治疗主要是看患者有无 VTE 的危险因素，如果有 VTE 病史、卧床等危险因素，则应选择预防性抗凝，但无须进行治疗性抗凝，一旦危险因素去除或 D-二聚体正常，则即可停止抗凝。

特别是对于肿瘤患者，即使没有血栓存在，D-二聚体也会升高，因此 D-二聚体检查对肿瘤患者肺栓塞的除外诊断价值不高，如果 CTPA 检查未见异常，可以基本除外肺栓塞的诊断，无须使用肝素治疗。但是如果此肿瘤患者因内外科疾病而住院卧床，则需使用肝素或低分子肝素进行 VTE 预防。

（8）D-二聚体在溶栓治疗后，因为纤维蛋白溶解加速会有一个显著上升的过程，临床中可以在溶栓后监测 D-二聚体浓度的变化而监测溶栓的效果。D-二聚体上升的峰值多在溶栓后 2 小时左右出现，这时溶栓效果较好；多数患者可在溶栓 1 周后 D-二聚体恢复到正常水平。但对相对陈旧一些的血栓来说，溶栓后 D-二聚体出现峰值和恢复正常的时间则较新发 VTE 要滞后一些。

（9）D-二聚体是交联纤维蛋白在纤溶酶的作用下产生的可溶性代谢产物，反映的是血栓溶解的水平，而与血栓负荷没有直接的关系。因而，不能通过 D-二聚体判断患者的 PE 面积和临床症状。

（10）并不是所有肺栓塞患者 D-二聚体都呈阳性，只有在急性期 D-二聚体才升高。如果患者出现症状已经超过了 2 周，D-二聚体有可能呈阴性，因而 D-二聚体结果呈阴性时只能排除急性肺栓塞。在临床上需要注意患者的病程。如果病程较长，即使 D-二聚体呈阴性，临床怀疑是肺栓塞时也需要进行相关确诊检查。在急性期偶尔也有 D-二聚体呈阴性而确诊肺栓塞的情况出现。在临床上，只有临床可能性低的患者可以使用 D-二聚体作为除外诊断标准，而高度怀疑是肺栓塞时，即使 D-二聚体呈阴性，也需要进行确诊检查。目前指南强调，临床高度疑诊肺栓塞时，无须进行 D-二聚体检查，直接进行肺栓塞确诊检查即可。

2. 其他与肺栓塞相关的生物标志物

肌钙蛋白是不可逆心肌细胞损伤的标志物，急性 PE 患者血清肌钙蛋白的升高提示存在右心室负荷过重/右心室功能障碍（RVO）、血流动力学不稳定和心源性休克。然而心脏肌钙蛋白的阳性预测值相当低。将肌钙蛋白和超声心动图结合意义更大，肌钙蛋白最大的临床意义是它对住院期间不良事件，包括死亡的阴性预测。

心肌肌钙蛋白 T（cTnT）和肌钙蛋白 I（cTnI）升高与 PE 患者预后较差相关。Giannitsis 等的研究显示，50% 的大面积 PE 患者 cTnT 升高，35% 的次大面积和非大面积 PE 患者 cTnT 升高。Jimènez 等的大规模前瞻性研究显示，在血流动力学稳定的患者中，cTnI 升高提示可能存在致命性 PE，而 cTnI 阴性者的预后较好（阴性预测值为 93%）。部分研究发现，cTnT 升高的 PE 患者病死率为 44%，而 cTnT 阴性者病死率仅 3%。另有研究显示，cTnI 升高的患者发生 3 个月内死亡的风险较高，较 cTnI 阴性患者升高 3.5 倍。

脑钠肽（BNP）是由于心室张力增加而从心室分泌的神经激素标志物。BNP 和 N 末端脑钠肽前体（NT-proBNP）是诊断急性 PE 患者右心室功能障碍有价值的标志物，能够预测病死率和严重不良事件（Serious Adverse Events，SAE）。越来越多的证据表明，急性 PE 导致右心室功能不全可增加心肌负荷，并促使 BNP 释放入血。因此，BNP 或 NT-proBNP 水平升高，可反映右心功能不全的严重程度与血流动力学的变化情况。新近研究显示，与超声心动图相比，BNP 可提供更多与预后相关的信息。虽然 BNP 或 NT-proBNP 水平升高与不良预后有关，但其预测不良预后的阳性值较低（12%～26%），而低水平的 BNP（50pg/mL）或 NT-proBNP（500pg/mL）预测良性预后的价值较高（阴性预测值为 95%～97%）。一项荟萃分析研究显示，BNP 水平升高能够预测高危急性 PE 患者的短期病死率和不良事件。虽然 BNP 已经作为 PE 患者危险分层的一部分，但它单独的阳性预测价值很低，而阴性预测更有价值，提示预后较好。入院后 24 小时内对 BNP 进行系列检测可以易化危险分层，对 BNP 正常的患者应减少进一步的有创治疗。相对于低浓度而言，高浓度的 BNP 可预测 PE 患者住院期间的高危险性和病死率。然而单独 BNP 或 NT-proBNP 升高并不建议进一步的有创治疗措施。

心脏型脂肪酸结合蛋白（H-FABP）。脂肪酸结合蛋白（FABP）是组织中（包括心肌细胞中）丰富的活化脂肪酸代谢产物。心肌受损时，H-FABP 弥漫地分布于组织间隙中，急性心肌缺血后 30 分钟即会升高，6 小时达到高峰。有研究显示，H-FABP 可早期反映心肌损伤，与 BNP、肌钙蛋白、肌红蛋白相比，H-FABP 能更好地预测非高危组 PE 患者的预后。以 H-FABP 为 6ng/mL 为界值，其对 PE 患者短期病死率的阳性预测值为 23%～37%，阴性预测值为 96%～100%。因此，测定 H-FABP 可进一步明确患者的危险分层，有助于制定治疗策略。

当怀疑 PE 时，需要做大量的血液化验来排除 PE 的一些重要的继发因素，包括全血细胞计数、凝血状态［凝血酶原时间（Prothrombin Time，PT），部分凝血活酶时间（Partial Thrombo-plastin Time，PTT）和凝血酶时间（Thrombin Time，TT）］和一些筛查检测（如红细胞沉降率、肾功能、肝酶和电解质）。如果其中一项不正常，需要做进一步的检查。

3．动脉血气分析

动脉血气分析是疑似 PE 的首选检查和筛查项目，用于评估动脉携氧及酸碱代谢状况。血气分析应以卧位、不吸氧、首次动脉血气的测量值为准。

在急性 PE 的患者中，血气分析最常见的表现是氧分压（PaO_2）＜80mmHg 和呼吸性碱中毒，因此低氧血症合并低碳酸血症可增加 PE 的可疑性。若患者 PaO_2 正常且 D-二聚体为阴性，则可完全排除 PE，患者无须接受肺部 CT 检查。正常 PaO_2 不能排除 PE。大量的证据表明，单独正常的肺泡-动脉氧分压差（$P_{A-a}O_2$）或正常水平 PaO_2 均不能排除有症状的急性 PE。但有趣的是，有些研究发现如果 $P_{A-a}O_2$ 和 PaO_2 同时正常则可排除急性 PE，也就是说如果患者的 $P_{A-a}O_2$ 和 PaO_2 均正常，可以作为证据排除 PE 的存在。这是基于一些对于没有心肺基础疾病的 PE 的观察性研究，其结果是 93％的患者有低氧血症或低碳酸血症，98％有 $P_{A-a}O_2$ 升高或低碳酸血症。但 Stein 用 $PaO_2 \geq 80mmHg$，$PaCO_2 \geq 35mmHg$ 和 $P_{A-a}O_2 \leq 20mmHg$ 为标准进行分组对 PE 进行排除诊断研究，结果发现发病前没有心肺疾病的患者有超过 30％不能用上述标准排除 PE，而发病前有心肺疾病的患者亦有超过 14％不能排除 PE。

各项血气分析指标对年轻或老年患者的预后评价价值各异，年轻患者若 $P_{A-a}O_2 \geq 50mmHg$、肺泡动脉氧分压比值 ≤ 0.5，提示预后差；老年患者短期不良预后只与低血氧饱和度相关，与 $P_{A-a}O_2$ 关系不大。因此，动脉血气分析测值作为排除 PE 的标准尚不充分。

（二）心电图检查

心电图（ECG）常规应用于胸痛患者用以诊断急性心肌梗死。大多数 PE 病例的 ECG 表现为非特异性 ECG 异常，较多表现为 $V_1 \sim V_4$ 的 T 波改变和 ST 段异常发生率为 40％左右。ECG 可以提示大面积 PE 患者的右心张力增高和急性肺源性心脏病的经典征象：I 导联大 S 波，III 导联大 Q 波和 III 导联 T 波倒置（"$S_I T_{III} Q_{III}$"）。此征象反映了患者存在急性右心室扩张，一过性左后分支阻滞，是急性 PE 较为重要的心电图改变，但不是确诊心电图，在急性 PE 中的发生率为 20％，但也可出现在其他的急性肺疾病中，所以它的诊断价值有限。PE 患者最常见的 ECG 征象是窦性心动过速、心电轴右偏和右束支阻滞。8％～69％PE 患者中发现有窦性心动过速。ECG 在诊断 PE 中的作用主要是排除急性心肌梗死和主动脉夹层引起的 T 波倒置。右心室负荷过重（$S_I T_{III} Q_{III}$）、新出现的右束支阻滞和心电轴右偏可见于 PE 患者，ECG 通常显示窦性心律或心房颤动、右心房增大、右心室肥厚和下壁导联的非特异性的 T 波改变。

ECE 在 PE 后的演变过程呈动态变化，动态改变较静态异常对提示 PE 更有意义。所谓动态观察，就是要注意有没有新出现的右束支传导阻滞（RBBB）、电轴右偏及 $S_I T_{III} Q_{III}$ 加深。但要注意，这些指标诊断意义都不大。

要注意的是，慢性 PE 中出现完全或不完全的右束支传导阻滞、$S_I T_{III} Q_{III}$，V_2、V_3 导联 T 波倒置和（或）电轴＞20°的比率要显著高于急性 PE，可见于 82％的慢性血栓栓塞性肺动脉高压（CTEPH）患者中。完全/不完全右束支阻滞和电轴的顺时针转位的发生率与栓塞的程度相关，而与 $S_I T_{III} Q_{III}$ 则不相关。既往有血栓事件出现右心室过负荷的心电图征象则支持诊断慢性血栓栓塞性肺动脉高压。

（三）影像学检查

肺动脉造影是诊断 PE 的金标准。近年来由于非侵入性 CT 肺动脉成像（CTPA）被广泛接受和采用，肺动脉造影的使用趋于减少。

1. 通气/灌注扫描

通气/灌注（V/Q）扫描是对肺循环和通气的影像学研究，主要用于诊断 PE 栓塞、监测血栓栓塞病史和治疗效果。通气扫描是让患者通过吸入放射性气体（^{133}Xe 或 ^{81m}Kr）或放射物质的气溶胶（以 ^{131}I 或 ^{99m}Tc 标记的白蛋白）后进行肺部扫描而进行的，灌注扫描是通过注射特殊放射粒子性物质（如加热人血白蛋白形成的大颗粒巨聚白蛋白放射性核素后）扫描肺部而进行的。大颗粒巨聚白蛋白直径通常在 $10\sim100\mu m$，其放射性是通过标记 ^{131}I、^{99m}Tc 或 ^{113m}I 获得的。

肺通气/灌注扫描通过在前后位、后前位、左侧位、右侧位、右前斜位、右后斜位、左前斜位、左后斜位八个体位的通气显像、灌注显像进行对比，分析出在左右双肺哪些段或亚段区域有灌注缺损，从而作出诊断。肺通气/灌注扫描可显示 PE 的范围，其典型影像学特征是病灶栓塞区域血流灌注缺失，而该区域通气显像却有明显放射性充填，即通气/灌注不匹配。肺灌注显像典型所见是呈肺段分布的灌注缺损，不成肺段分布者诊断价值受限。为减少肺灌注显像的假阳性，可做肺通气/灌注显像，常见结果为：肺通气显像正常，灌注呈典型缺损，高度可能是 PE；病变部位既无通气，也无血流灌注，最可能是肺实质性病变，不能诊断为 PE（肺梗死除外）；肺通气显像异常，灌注无缺损，为肺实质性病变；肺通气显像与灌注均正常，可排除症状性 PE。

由于一些肺的其他病变可导致肺血流缺损或通气不足，故肺通气/灌注扫描特异性低。显像仅能反映肺血流灌注情况，不能观察到 PE 的具体部位，也不能反映血管壁的改变和管腔大小，组织结构重叠区域诊断较难判断，无法满足手术或溶栓治疗的需要。目前，核素扫描在临床的应用日渐减少，已不把它作为确诊的首选方法。尽管有很多局限，在解释正确的前提下，肺通气/灌注扫描在诊断 PE 道路上迈出了有意义的一步。首先阴性结果在排除 PE 上与肺动脉造影阴性价值相同，且略高于 CT 扫描阴性的排除价值。

临床试验的结果进一步论证了正常灌注结果排除 PE 的存在，两个大型临床试验（PIOPED 和 PISA-PED）通过对比肺灌注和肺动脉造影阳性结果，得出的结论相同。两个试验中，正常的肺灌注扫描结果排除 PE 灵敏度较高，甚至在一部分高度可疑 PE 或者重病患者中，正常肺灌注的价值仍未被削弱。

PIOPED 和 PISA-PED 研究发现的肺灌注扫描正常的意义在于它符合所有已发表的关于高度怀疑 PE 但肺灌注扫描正常的纵向研究结果。一个关于 PE 诊断的荟萃分析显示如肺灌注扫描正常，其 PE 发生率只有 0.3%。接下来的一个研究，患者经其他客观检查确诊为 PE 而经肺灌注正常的 188 例最终证实不是 PE。这些数据支持了美国胸内科医师学会、英国胸内科协会、美国心脏协会、欧洲心脏病协会的临床指南。所有这些均建议，正常的肺灌注扫描结果可以排除 PE，其价值与肺动脉造影相同。PIOPED 研究还阐述了一个"高度可疑"（定义为多个不匹配肺段灌注缺损）结果，证实接近 87% 的患者有血栓；如合并高度的临床可能性，那么它的阳性预测值上升到 96%。肺通气/灌注（V/Q）扫描能够显示出某些肺区具有通气，但缺失血流灌注（因为栓子阻塞）。但因为肺动脉 CT 的广泛应用，肺通气/灌注扫描检查使用越来越少。尽管如此，肺通气/灌注扫描仍可作为碘过敏或孕妇等人群诊断方法，因为它比 CT 能减少放射线的暴露。一项大规模前瞻性临床试验发现：肺通气/灌注扫描结果为高度可能存在 PE 的患者中有 77.4% 患 PE，扫描结果为正常或很低可能存在 PE 的患者中

97.7%无肺栓塞，而这两类患者占73.5%，是CT检查的有效补充。

放射性核素肺灌注扫描与通气扫描不匹配的充盈缺损是PE的典型征象。肺通气/灌注扫描结果正常可排除PE，并可作为低度疑似PE患者的一项排除标准。充盈缺损的典型征象可用于诊断高度疑似的PE。对于存在典型征象的低度疑似PE患者，仍应予以进一步检查。

2. 多排CT肺动脉造影

多排CT肺动脉造影（Multislice Computed Tomography Pulmonary Angiography，CTPA）是近年发展起来的影像学新技术，它安全、简便、无创，可直接发现肺动脉内的充盈缺损、远端血管不显影等直接征象，可作为确诊PE的依据。CTPA不是通过右心导管注射造影剂获得肺动脉成像，而是通过CT肺动脉造影剂放射对比而获得图像，可以直接看到肺动脉内的血栓，表现为血管内的低密度充盈缺损，可清晰地探测位于主、叶及段肺动脉内的栓子。该检查技术具有扫描速度快，可一次屏气完成全肺连续扫描，能显示肺和血管束的微细解剖，为PE提供有力证据，克服了常规CT由于部分容积效应，肺动脉内造影剂含量不足，重建图像分辨率低等原因造成的肺动脉显示不佳等缺点。同时，多排CT扫描后有很强的后处理能力，利于冠状或矢状重建以便直接观察某些肺动脉及其分支情况，提高诊断率。CTPA为PE的诊断提供了巨大进步。不同于肺通气/灌注扫描，它可以直接看到血栓和周围薄壁组织的异常来明确PE或发现肺血管与实质的其他疾患。它的优点是与临床等价，具有非侵入性、广泛接受性，并且可以鉴别PE之外的其他疾病。

评价肺动脉CT的准确性一直跟不上多排CT机中CT探头数量的发展速度。根据一个队列研究，单排螺旋CT可以帮助确诊怀疑PE的患者。在这个研究中，入组患者CTPA检测率为32%，CTPA敏感性为69%，特异性为84%，阳性预测值为67.0%，阴性预测值为85.2%。然而此研究结果的偏倚来自可能的联合偏倚，因为CT是PE的最后诊断工具。医生提示一个单独的阴性单排CT扫描结果不能充分排除PE。另一个研究混合了4排和16排扫描结果，敏感性为83%，特异性为96%，该研究提示如果扫描结果与患者临床情况不符，则需进行其他检查以进一步确定或排除PE。对于在亚段及一些远端肺动脉内的栓子，单排CT的敏感性是有限的。单排CT敏感性为53%～89%，特异性为78%～100%。CTPA并不比肺通气/灌注扫描差，相反能够发现更多的栓子（尽管这一发现没有改善患者的预后）。

多排螺旋CT在1998年北美放射学会上被首次推出，在此后的10多年内迅速发展，分别经历了4排、8排、16排、32排、64排、128排螺旋CT等产品。多排CT采用了多排排列探测器，X射线为可调节宽度的锥形线束。根据所需的不同层数，通过调节锥形线束宽度，以激发不同数目探测器，从而实现一次采集而同时获得多层图像。通常排数越多，探测器宽度越宽，一次扫描完成的宽度越大，扫描时间越短。多排螺旋CT的时间分辨率已从最初的250ms提高到166ms，扫描时间也从40秒提高到了5～10秒，可以在10秒内扫描完整个胸腔。虽然单排螺旋CT仅对中央肺动脉病变的诊断准确性高，而多排CT可在10～20秒、以1.25mm或更薄层完成全肺扫描，薄层扫描增加了亚段动脉的显示率，检测到六级以下小血管里的栓塞。因而CTPA可以直接无创性地显示肺血管，三维重建血管还可直观地观察血管腔内血栓。

急性PE的CTPA征象：包括直接征象和间接征象。在CTPA影像中，急性PE直接征象是血管内栓子的显示，是最直接的征象，具体表现为：①肺动脉分支完全堵塞，呈现为完全性充盈缺损，整个动脉断面为低密度区，周围无造影剂。②部分充盈缺损，急性 PE 为新鲜血栓呈圆形凸出，血管腔中央或边缘区可见绕以造影剂的低密度区，边缘可规则或不规则，呈现为半月形或圆形充盈缺损，部分或完全包围在不透光的血流之间（"环征"），血管中心性充盈缺损、附壁性充盈缺损，与管壁呈锐角。③"轨道征"，充盈缺损常位于肺血管中心，即栓塞块游离于血管腔内，造影剂位于血管壁与栓塞块之间，血栓位于血管腔中心呈长条状与血管腔平行，周围有造影剂，即为"轨道征"。④血管壁缺损，动脉部分管壁呈低密度区。

在 CTPA 图像中，急性 PE 的间接征象是指因 PE 造成肺部继发性改变，表现为：①中心肺动脉扩张，肺门动脉增宽，表现为肺门动脉干、左右主肺动脉增宽；局限性肺纹理稀疏；周围分支显著纤细，呈"残根征"（血管断面细小、缺支）；因各肺段受累程度不一，肺血管纹理不一致而形成"马赛克征"。②肺野楔形密度影，为肺梗死灶，多发生于下叶基底段，呈楔形高密度影，尖端与栓塞的肺段动脉相连，周边为磨玻璃样渗出，有时合并盘状肺不张。③胸膜增厚及胸腔积液等。④肺动脉高压，有的患者会形成右心房、右心室明显增大。

多排 CT 克服了单排 CT 的缺点，成为大多数医院 PE 标准检查方法，也为临床治疗进行 PE 危险分层提供一新的依据。低或中度 PE 危险患者加上 CTPA 阴性结果可以安全地排除 PE 诊断。因而对肺栓塞检出率非常高（敏感性 95%，特异性 97%，阳性预测值 93%，阴性预测值 95%），可以替代常规的肺动脉造影。胸部多排 CTPA 扫描与肺动脉造影对于肺段以上 PE 具有相似的作用，但不能检测出亚段以下栓塞（阳性率 6%～16%）。Carrier 等对 22 篇多排 CT 诊断肺段动脉和亚肺段动脉内的栓塞价值的文章进行了系统 Meta 分析，发现单排 CT 的肺亚段动脉内的诊断率为 4.7%［95%可信区间（CI）2.5%～7.6%］，而多排 CT 的诊断率为 9.4%（95%CI 5.5%～14.2%），即多排 CT 可增加肺段动脉和亚肺段动脉内栓塞的诊断率。有学者对多排 CT 与肺动脉血管造影诊断亚段级 PE 进行对比，结果显示两者对小栓子的诊断差异无显著性，支持将多排 CT 作为首选或仅用多排 CT 诊断急性 PE。CTPA 的诊断敏感性为 83%，特异性为 96%。对中、低度疑似 PE 患者，CTPA 结果阴性可以作为排除标准。

多排 CT 可显著提高诊断 PE 的敏感性，对肺段动脉和亚肺段动脉有更清晰的显示，因而能提高肺段动脉和亚肺段动脉内的栓塞诊断率。在评价段及段以上 PE 时，有学者报告诊断急性 PE 的特异性和敏感性均>90%，对中心型 PE 特异性和敏感性可达 100%。螺旋 CT 的敏感性与特异性分别为 100% 和 96%，但在评价包括亚段动脉在内的所有 PE 时，其敏感性与特异性分别为 53%～91% 和 78%～97%。作为诊断金标准的肺动脉血管造影，不同的观察者间对肺动脉内栓子大小的认同也有很大差异。有研究表明，肺动脉造影对亚段栓塞的一致性为 66%、肺叶动脉为 98%、肺段动脉为 90%，这表明肺动脉血管造影对亚段动脉栓塞的诊断亦有困难。

多排 CTPA 扫描在确诊 PE 方面有较高的敏感度和特异性，是准确、快捷、无创性的影像诊断方法，对急性 PE 早期诊断、治疗具有重要应用价值。多排 CT 作为一种非侵害性检查手段具有很高的敏感度和特异性，完全可以替代血管造影检查。由于螺旋 CT 可同时观察肺纵隔和胸膜的改变，因而可以对诊断和鉴别诊断提供更多的信息。多排螺旋 CTPA 对急性 PE 可疑患者是一项敏感、特异的诊断检查。多排 CTPA 可以用作肺栓塞可疑患者的一线检查，已成为诊断急性 PE 的首选手段。

CTPA 可直接显示肺血管主干及肺段血管内腔，CT 可清楚地显示血栓部位、形态、与管壁的关系及内腔受损情况，延迟进行下肢腔静脉扫描可检出深静脉血栓。与有创性肺动脉造影相比，CTPA对 PE 诊断的敏感性为 94%（80%～100%），特异性为 96%（86%～100%）。其最大优点是无创（尤其是对急症患者），作为诊断方法，对指导溶栓抗凝、介入和手术治疗及评价疗效十分可靠。其缺点是无法获得血流动力学资料，对肺亚段及外周小血管 PE 的诊断尚有困难。CT 可很好地鉴别出胸肺疾病对 PE 诊断带来的影响。CT 检查除碘过敏外几乎无并发症。

CTPA 属解剖显像，64～128 排 CT 可显示 1mm 层厚、以 0.6mm 间距重建图像，属无创检查、安全性好，操作快捷，较经济，已成为最常用的急性 PE 确诊手段，可以替代常规肺动脉造影作为一线检查方法，并可能成为诊断 PE 的另一个金标准。如果在临床上高度怀疑 PE，但是 CTPA 呈阴性，可补充做下肢静脉 CTV 或超声，另外，有条件的可做通气灌注显像。

CTPA 的缺点是不能提供血流动力学资料，另有少数患者对造影剂过敏。在进行 CTPA 检查前，要首先进行临床可能性评估。CTPA 检查不是作为排除 PE 的检查，只有 PE 高度可疑的患者可做 CT。因为放射剂量大，对于妇女尤其是妊娠患者，肾功能不全、造影剂过敏的患者应慎用。

3．X 线胸片——作为低度可能诊断检查/非诊断检查

X 线胸片是在临床中经常用到的检查，对 PE 敏感性差，但可以协助诊断 PE。X 线胸片经常用于检查气促的患者用以排除其他疾病，如充血性心力衰竭和肋骨骨折。PE 患者的 X 线胸片很少正常，急性 PE 患者有 80% 胸片不正常。胸片很难诊断 PE，但可以用于排除与 PE 类似症状的其他疾病，因为急性 PE 患者的 X 线胸片通常缺乏诊断 PE 特有的征象，如韦斯特马克征（Westrmar ksign）和楔形肺栓塞影（汉普顿驼峰征）。

在 PE 的 X 线表现的基础上，肺梗死在肺缺血区有实变阴影，最多见于后基底段，正位 X 线胸片位于肋膈角处，病变多累及 1 或 2 个肺段，阴影可达胸膜面，进一步发展形成典型的楔形阴影，尖端指向肺门，以胸膜为底边。这就是 PE 特有的征象（包括汉普顿驼峰征），X 线胸片上表现为盘状肺不张、肺浸润或肺梗死阴影及胸膜渗出，多呈楔形，凸向肺门，底边朝向胸膜，也可呈带状、球状、半球状和不规则形状肺不张影；膈上外周楔形密影，提示肺梗死。汉普顿驼峰征非常罕见，其楔形肺栓塞影是由于肺梗死时发生的三角形的楔形胸膜浸润影形成。阴影可于 3 周左右吸收，如仅有出血及水肿，4～7 天可吸收，吸收后残留条状纤维化阴影，常引起胸膜皱缩，或出现局限性胸膜增厚和粘连。

PE 胸片另一个特有的征象是韦斯特马克征，是指在血栓附近区域血管的扩张而血栓累及区域的肺血管影稀疏，两者形成鲜明对比。如果存在这些征象，可以指导医生考虑 PE 的诊断。

其他的改变包括肺动脉改变，阻塞肺动脉近端血管增粗，而阻塞远端肺血管突然变细。心脏阴影增大，因为肺动脉阻力和压力升高，右心系统后负荷加大，肺门区肺动脉增粗，右心室增大，右侧心力衰竭时心脏增大更加明显，也可出现奇静脉和上腔静脉增粗。肺容积缩小，栓塞肺叶体积缩小，因多发生在下叶 PE，可表现为膈肌升高、叶间裂下移。然而，大多数的异常是轻微和非特异性的，如膈肌升高，小的胸腔积液，长带（fleischer 线）样局灶性肺不张或肺实变，其中患侧膈肌抬高发生率为 40%～60%，PE 患者中有 48% 有胸腔积液。

普通 X 线胸片是传统检查手段，在典型病例中可见区域性肺血管纹理稀疏、纤细，肺透过度增高，未受累部分纹理相应增加。如果发生肺梗死，可有特征性影像学表现。如果累及范围≥1/3 肺血管床，X线可表现肺动脉高压征象。但X线片不能直接检出PE，仅提示PE可能，对临床典型病例可提示诊断。虽然X线胸片敏感性和特异性较低，但可提供心胸全貌，有助于全面评价患者心肺，便于鉴别诊断，对由PE引发的肺梗死、肺动脉高压等有重要诊断价值。

4.下肢静脉评估

下肢超声多普勒影像可以找到深静脉血栓（DVT）。单独下肢超声显示DVT存在就需要抗凝治疗，而不必等到肺通气/灌注（V/Q）扫描或螺旋CT检查结果。这在孕妇DVT等诊断和治疗中尤其合理，因为其他的检查方法会增加新生儿畸形。但它的阴性结果不能排除PE，如果认为孕妇有较高PE的危险性，则需做低放射剂量的影像学检查。因为大多数PE的发生与DVT有关，尽管不能确定PE是否发生，但阳性结果对PE诊断具有强烈提示意义，并具有相当的治疗性提示。对超声结果阳性但没有下肢血栓相关的症状和体征的患者解释需要谨慎，尤其对那些处于PE低度可能的患者，因为在某些情况下，这些特异性检查会有较高的假阳性结果。对那些没有下肢症状或危险因素但有强烈血栓提示的患者，下肢超声阳性结果很低。相反，在高度可疑PE患者中下肢超声典型阳性结果只有10%～20%，在确诊PE的患者中为50%。因此，阴性的超声结果不能排除PE诊断。CT静脉成像辅助多排CT扫描能够发现髂静脉血栓，其准确性接近于多普勒超声，并且能发现盆腔和腹腔血栓。然而这种复合CT技术上较为复杂，且明显增加患者盆腔放射线的暴露。

5.超声心动图检查

超声在PE诊断中的价值在于：①排除其他心血管疾病，作出鉴别诊断；②在疾病初期检查，起提示、筛查作用；③探查右心系统及外周静脉有无血栓，对PE发病原因探源；④评价右心功能，评估肺动脉收缩压，监测血流动力学变化；⑤无创评估PE溶栓或抗凝治疗效果，并对预后作出判断。例如，在大面积和次大面积肺动脉栓塞患者中，超声心动图如果发现右心室功能异常，提示肺动脉严重阻塞和不能维持血压，一些研究也证实这些征象提示血栓可能。并不是所有可疑PE的患者都需要做超声心动图，但对于那些肌钙蛋白和脑钠肽升高的患者建议进行超声检查。

PE的超声心动图表现：超声心动图的右心室特异性表现为McConnell征，即游离壁运动消失和心尖运动正常，这个征象诊断PE的特异性为94%，敏感性为77%。60/60征，即通过频谱多普勒检测肺动脉血流频谱，计算其血流加速时间（Blood flow acceleration time）<60ms，而同期检测三尖瓣反流压差<60mmHg，为"60/60征"，这个征象诊断PE的特异性为98%，敏感性为48%。指拳征，正常人的肺动脉血流频谱是一个近似对称的倒置三角形形态，但如果在收缩早期出现一个高尖峰（指峰），收缩中晚期出现一个圆钝峰（拳峰），双峰组合在一起，非常像我们右手捏拳后再伸出食指形成的形象。指拳征往往见于高危（大面积）或中危（次大面积）急性PE患者。但如果指拳征的肺动脉血流频谱双峰连成一片，形成一个形似倒置的直角三角形，像匕首的形状，则称为"匕首征"，见于比指拳征要轻的PE患者。急性PE的超声心动图可发现下列直接征象：直接检出血栓。位于主肺动脉及左、右肺动脉主干内的血栓多与血管壁附着紧密，血栓内部回声均匀，超声心动图较易识别。急性PE的血栓在超声心动图下可有两个类型，一为活动、蛇样运动的组织，二为不活动、无蒂及致密的组织。仅15%PE患者可检出直接征象。

PE超声心动图检查更多的是间接征象：右心室壁局部运动幅度降低、右心室和（或）右心房扩大、右心室横径/左心室横径比值增大、右心房室内血栓、室间隔左移及运动异常（在二维超声心动图中，室间隔收缩与左心室后壁收缩运动不同步，舒张期向左心室方向运动，因而呈现为矛盾运动）、左心室腔变小呈"D"字形、近端肺动脉扩张、三尖瓣反流速度增快（>2.8m/s）和反流压差>30mmHg、下腔静脉扩张（吸气时不萎陷）。其中在急性 PE 中，肺动脉主干的扩张有时不是很显著，但肺动脉分支则会有异常增宽，而在慢性 PE 中，肺动脉主干则会显著增宽或出现瘤样变。超声心动图间接征象是从评价右心房、室腔大小及肺动脉压力这两个方面来评估。急性 PE 的主要病理生理改变是栓子堵塞肺动脉，造成机械性肺毛细血管前动脉高压，肺循环阻力增加，肺动脉压力上升，右心室负荷增加，右心室充盈压上升，右心系统扩张，室壁张力增加，甚至可引起右侧心力衰竭。另外有临床症状的患者多数伴有肺动脉压力升高，尤其是较大面积的 PE，可导致明显的血流动力学障碍，引起不同程度的三尖瓣反流。急性 PE 的间接征象检出率：右心室扩张为 71%～100%，右动脉内径增加 72%，左心室径变小 38%，室间隔左移及矛盾运动 42%。值得注意的是，并非所有的 PE 均会发现超声心动图异常征象。

超声心动图对肺段或亚肺段以下血管栓塞检出率低，假阴性高，可能是因为被阻塞的肺血管截面积较小，从而较少引起右心室功能及血流动力学改变；另外由于肺内气体干扰，超声心动图难以清晰显示肺动脉细小分支，因此超声心动图对肺动脉内血栓的直接检出能力有限。

超声心动图在 PE 诊断中的应用也较广泛。UCG 可直接诊断中央型肺栓塞，存在一定价值，但受检查方法及机器质量限制较大。经胸 UCG 检查，影像分辨率低，诊断敏感性与特异性受限。对于急诊患者，UCG 可用于床前筛选，但检出率低。

研究表明，经食管超声优于经胸超声，其对于 PE 诊断的敏感性为 80.5%，特异性为 97.2%，经胸超声的敏感性为 56%，特异性为 90%，但由于经食管超声操作复杂、患者痛苦，因此临床已很少使用。还有肺动脉血管内超声，也未在临床广泛使用。经食管 UCG 检查，可较好地探测到主肺动脉和左、右肺动脉近心段，对该段 PE 诊断的敏感性和特异性可达 90% 以上，但对远离中心的 PE 则不能诊断。值得指出的是，重症患者几乎不能耐受经食管 UCG 检查。超声检查的最大优点是可快速获得结果并可在床旁进行，虽一般不能作为确诊方法，但如发现右心负荷加重、肺动脉高压等征象，对提示 PE 和排除其他疾病具有重要价值，是疑诊病例的优先检查项目。深静脉超声检查可直接观察或通过探头压迫观察血栓，或通过挤压远侧肢体试验和多普勒血流探测等技术，发现 95% 以上的近端下肢静脉内血栓。静脉不能被压陷或静脉腔内无血流信号为下肢深静脉血栓形成（DVT）的特定征象和诊断依据。对疑诊 PE 病例，若同时发现 DVT 的证据则加大了 PE 诊断的可能性。

心脏超声特别适合危重或者因为手术创伤而无法移动的患者，对诊断有很大的帮助。此外，心脏超声对临床分型和危险分层，评估预后（右心室功能障碍者预后较差），鉴别急性 PE 和慢性血栓性肺动脉高压，对排除疑似急性 PE 的急性心肌梗死、主动脉夹层、心脏压塞等其他心脏危重症及指导治疗均有重要价值。

由于 PE 随时危及患者生命，即使血流动力学稳定的疑似非高危 PE 患者（无休克及低血压表现），也应先以高危患者处理。此时，心脏彩超是最好的检查方法，能提供急性肺动脉压升高和右心室容量负荷急剧增加等间接征象，有时甚至可以发现右心及肺动脉内的血栓。对于血流动力学不稳定的疑似高危 PE 患者，床旁超声检查仍是首选。

总结起来，超声心动图不作为疑诊 PE 的常规确诊检查方法，但在 PE 危险分层及鉴别高危患者方面非常有用，可以快速、准确地进行危险评估。肺栓塞国际合作注册登记（ICPER）研究显示，超声显示的右心室功能障碍（Right Ventricular Obstacle，RVO）是预测死亡的独立指标，如果肺动脉收缩压增高 [（57±17）mmHg]、右心室舒张末径增大 [（40±4）mm]、左心室舒张末径减小 [（29±6）mm] 时，其相对风险是无右心室功能不全的 6 倍。特别是危重 PE 患者、来不及进行其他确诊性检查的患者，可仅依据超声结果行溶栓、介入治疗。可随时重复检查，了解治疗效果，判断所选择治疗措施是否成功。超声心动图是 PE 普及性好、快速、简便的检查手段。

超声检查符合下述两项指标时，即可诊断右心室功能障碍：①右心室扩大；②右心室壁运动幅度降低，而右心室壁运动幅度降低可表现在 M 型超声心动图中测量右心室前壁运动幅度＜5mm；③吸气时下腔静脉不萎陷；④三尖瓣反流峰值速度＞2.8m/s，跨三尖瓣压差＞30mmHg。

右心扩大的判断指标：①左心室长轴切面中，右心室前后径增大，与左心室前后径比值＞0.5；②心尖四腔心切面中，右心室与左心室横向径比＞1.1、右心房与左心房横径比＞1.1。同期多伴有左心室舒张末期径和收缩末期径减小，而以左心室舒张末期径减小更为显著。

6. 核磁共振成像

在磁共振成像（Magnetic Resonance Imaging，MRI）检查中，既往常规采用自旋回波和梯度回波脉冲序列诊断主肺动脉及左、右肺动脉主干栓塞。平扫或静脉注射（钆）Gd-DTPA 增强磁共振血管造影（MRA）[包括时间飞跃法（TOF）和相位对比法（PC）]可同时显示肺动、静脉，但其影响因素较多，诊断在一定程度上受限。目前采用闭气超高速扫描序列，应用首次通过造影增强法，仅采取肺动脉期影像，以检出 PE，其敏感性和特异性高达 85% 和 96%。3D-MRA 显示外周血管较好，是具有发展前景的无创性检查方法。但目前多数学者认为，MRI 诊断 PE 的价值与"金标准"的差异尚需深入研究，以指导临床应用。MRA 对检出深静脉和下腔静脉血栓有重要价值。

磁共振肺血管造影（Magnetic Resonance Pulmonary Angiography，MRPA）对肺段以上肺动脉内栓子诊断敏感性和特异性均较高，MRI 血管造影可清楚地显示肺动脉 7～8 级分支，从而可检出肺动脉小分支内的血栓。随着设备性能不断提高以及三维增强磁共振血管成像技术的成熟，其诊断效果越来越好。据报道，其敏感性高达 100%，特异性为 95%。与 CT 相比，MRI 的缺点在于检查时间长、费用高、设备普及性差等，在临床上仅作为 CT 的替代检查。

总结起来，对于急性 PE 的诊断来说，对肺段以上肺动脉内血栓诊断的敏感性和特异性均较高。可避免注射碘造影剂的缺点，与肺血管造影相比，患者更易于接受。适用于碘造影剂过敏的患者。具有潜在的识别新旧血栓的能力，有可能为将来确定溶栓方案提供依据。

7. 肺动脉造影

虽然近年来肺通气灌注扫描、肺动脉 CT 造影术越来越多地应用于 PE 的诊断，但是对外周型肺动脉栓塞，此两种方法的特异性和敏感性都较低。肺动脉造影除特异性和敏感性都较高外，还可在造影的同时，测量右心系统各部位的压力，计算肺循环阻力，从这些相关的肺循环血流动力学资料，可对患者病情作出更准确的评价。肺动脉造影检查是诊断 PE 的"金标准"。肺动脉造影不仅可明确 PE 的诊断，显示出栓塞造成血流动力学改变，还可以同时进行溶栓治疗，以最大限度地挽救患者的生命。肺血管造影的敏感性在 98% 以内，特异性为 94%～98%。

右心导管术及肺动脉造影检查存在并发症，对于急性 PE 患者，此项检查几乎不可能实施。肺动脉造影术费用高，且并发症的发生率为 4%，死亡率为 0.5%，放射线暴露量明显高于 CT，现已不作为首选检查，也未被用于常规检查，仅用于复杂病例的鉴别诊断或为腔内和手术治疗提供血流动力学资料。所以肺动脉造影在临床并未广泛应用。血管重叠、外周显影受限及胸肺疾病等可导致诊断困难。作为有创性检查，肺动脉造影仅用于复杂病例的鉴别诊断及获得血流动力学资料。对于怀疑同时合并下肢深静脉血栓和 PE 的患者，如果其他无创检查难以确诊，可考虑行肺动脉联合下肢深静脉造影检查，一般都会取得满意的效果。

肺动脉造影是 PE 特异性和敏感性都非常高的诊断方法，是 PE 诊断的金标准。肺动脉造影是 PE 诊断最可靠的方法，同时可检测血流动力学和心脏功能。栓塞发生 72 小时内，肺动脉造影对诊断有极高的敏感性、特异性和准确性。至今的研究显示肺动脉造影能够确诊或排除大多数 PE。

肺动脉造影用于那些经无创技术未能明确诊断又不能排除的 PE 患者，尤其是不给予抗凝治疗不安全、心肺功能状态不稳定、临床表现与检查结果不符时均可行此检查。然而同静脉造影术一样，肺动脉造影作为金标准也有很多局限性。首先，此检查是有创和有风险的，尤其是对在急性右心室功能衰竭的患者而言。但是实践结果显示，肺动脉造影的实际风险比想象的要低，如果准备完善和有经验的操作者参与，肺动脉造影还是相当安全的。

肺动脉造影时选用低渗或低毒的造影剂，如低渗泛影葡胺、碘海醇（欧乃派克）、碘普胺（优维显），这些药物在肺动脉造影时，引起造影后肺动脉压力升高的程度较低，对于提高肺动脉造影的安全性有很大益处。

（1）肺动脉造影准备：全肺动脉造影时，选用多侧孔猪尾导管；单侧肺动脉造影可用端孔或兼有侧孔的 J 形导管；叶或段肺动脉造影或嵌入性肺小动脉造影宜用端孔 J 形导管。造影剂的用量是全肺动脉造影用 40mL，单侧肺动脉造影用 20mL，叶或段肺动脉造影用 8~15mL，而嵌入性肺小动脉造影用 2～3mL。叶以下肺动脉造影可用手推注造影剂。

（2）肺动脉造影操作步骤：常规经右股静脉穿刺插入肺动脉造影导管，遇有股、髂深静脉血栓患者，股静脉不能插入造影管时可经肘前贵要静脉穿刺或切开插入造影导管，造影导管通常选用 7F 直径。在测得各部位压力及取得血氧资料后，将管头置入所需造影的肺动脉近端，全肺动脉造影置于右心室流出道或肺动脉瓣上 2cm 处，嵌入性肺小动脉造影插入相应动脉内直至不能推进为止。试注造影剂核实导管位置后，注射造影剂，同时拍正侧位或正位计算机数字减影片。

急性 PE 者肺动脉造影的直接征象包括：①管腔内充盈缺损，肺动脉的主干或某一分支内有充盈缺损，相应肺叶、段的远端延迟充盈或不充盈；②肺动脉截断现象，即某一肺动脉分支完全截断；③某一局部肺动脉分支延迟充盈；④肺动脉局部有狭窄动脉主干和左、右肺动脉远端有扩张。肺动脉血流减少或消失、充盈延迟，以及"修剪征"是间接征象。

尽管肺动脉造影的风险很小，但也有其他的局限性：一是可操作性，肺动脉造影必须将患者转运至特殊的环境中进行；二是对肺动脉造影结果的解读，造影结果的解读受以下三方面因素影响：血栓阻塞的部位、显像的质量和解读者的经验。造影成像技术充分性对于上述两种现象的准确诊断非常重要。造影剂涡流可以造成充盈缺损的假象。血管内充分乳浊化和使用实时序列成像对于发现充盈缺损极为重要。

二、急性肺动脉栓塞的诊断策略

（一）诊断方法的选择

（1）如何选择诊断方法：近来关于诊断 PE 的评分系统发表在 PIOPED 试验结果中，但其中未涉及 64 排 CTPA。研究者提出以下建议。

低度临床可能性：如果 D-二聚体呈阴性，则排除 PE；如果 D-二聚体呈阳性，则行 CTPA，根据结果治疗。

中度临床可能性：如果 D-二聚体呈阴性，则排除 PE。然而医生认为此类患者中，CTPA 和 D-二聚体同时呈阴性仍有 5% 漏诊率。64 排以上的 CTPA 的广泛应用可以降低 5% 的漏诊率。如果 D-二聚体呈阳性，则根据 CTPA 结果治疗。

高度临床可能性：直接行 CTPA，如果呈阳性，则进行治疗；如果呈阴性，则需要进行其他的检查排除 PE。

临床医生诊断 PE 和深静脉血栓形成（DVT），应熟悉各种影像学诊断方法及其优势与局限性，且应具有综合应用和分析的能力。对疑似 PE 患者进行筛查，X 线片检查不可或缺，核素肺通气/灌注（V/Q）扫描检查是常规检查，并结合下肢深静脉 γ 照相。对高度疑似 PE 患者，CTPA 可作为 PE 和 DVT 的确诊手段并用于指导治疗（如溶栓抗凝或外科手术治疗），使急诊患者直接使用一线筛选方法，及时治疗并评价疗效。对急诊疑似 PE 的患者，床旁 UCG 可作为一线诊断方法。虽然超声多普勒检查对 PE 检出率低，但可在检出右心负荷加重、肺动脉高压的同时检出深静脉是否存在血栓，对提示重症患者存在 PE 有重要价值。对于复杂病例的鉴别诊断，可采用有创性检查肺动脉造影，该方法也可获得血流动力学资料。总之，应根据患者当地条件，按照不同治疗要求，选择适当的检查方法，既能避免漏诊和误诊，也能减少患者不必要的痛苦和经济损失。根据一项 PE 影像学的比较研究表明，CTPA 有明显诊断优势，结合超声多普勒下肢深静脉检查，对检出 PE 既经济又快捷，是 PE 最佳影像学检查方法。

（2）两条诊断路径：对可疑 PE 患者的诊断策略首先要从两个路径中进行选择，这两个路径分别是可疑高危肺栓塞诊断路径和可疑非高危肺栓塞诊断路径。下面进行分述。

可疑高危肺栓塞诊断路径是用于怀疑 PE 同时有休克或低血压表现的患者。这个时候如果患者病情危重，只能进行床旁检查，不考虑行急诊 CT 或 CTPA 检查。选择用经胸或经食管超声心动图，检查有无右心室负荷过重的表现。如果没有右心室负荷过重表现，就应寻找其他发病原因，不考虑溶栓治疗或血栓清除术；如果超声心动图发现有右心室负荷过重表现，则在病情稳定情况下选用 CT 检查确诊；如果患者病情不稳或 CT 检查已证实 PE 诊断，则考虑 PE 特异性治疗如溶栓或血栓清除术；如 CT 排除 PE 的诊断，则要寻找其他发病原因，不考虑溶栓治疗或血栓清除术。

可疑非高危肺栓塞诊断路径是用于怀疑肺栓塞同时不伴休克或低血压表现的患者。先进行 Wells 或修正的日内瓦评分方案评估，分为临床高可能性和临床低中可能性两种情形。临床 PE 高可能性者选择多排 CTPA 检查，根据结果进行治疗方案选择；临床 PE 低中可能性者，先进行 D-二聚体检查，D-二聚体检查呈阴性者不作处理，而 D-二聚体检查呈阳性者则选择多排 CTPA 检查，根据结果进行治疗方案选择。

在实际应用中，临床医生应谨记，床旁超声检出 DVT 有助于临床治疗决策。CTPA 对肺段以上肺动脉血栓可以做出诊断，不能完全排除段以下肺动脉血栓。如果单排螺旋 CT 不支持 PE 诊断，需要进行下肢近端静脉超声检查，以便安全排除 PE。如果临床高可能性的患者多排螺旋 CT 是阴性，在停止抗凝治疗之前应进一步检查。

（二）急性肺动脉栓塞的危险分层

（1）肺动脉栓塞的排除标准：肺动脉栓塞排除标准（Pulmonary Embolism Ruleout Criteria, PERC）可以帮助评估似疑 PE 的患者。Wells 和日内瓦评分规则是临床预测法则，可以将疑似 PE 的患者进行危险分层，而 PERC 规则是用来对已被临床医生归入低危组的患者进行 PE 排除诊断。

按照 PERC，低危组而没有以下标准的患者无须行进一步 PE 诊断检查，这些标准有：低氧血症（$SaO_2 < 95\%$）、单侧下肢肿胀、咯血、既往 DVT 或 PE、近期（4 周以内）外科手术或者外伤、年龄 >50 岁、激素应用和心动过速（心率 >100 次/min）。这个决定的合理性在于进一步检查（尤其是胸部 CT 血管造影）的危害（放射线的暴露和造影剂）将大于 PE 的危险。PERC 规则敏感性是 97.4%，特异性 21.9%，而假阴性率 1.0%（16/1666）。

（2）危险分层：就针对个体选择最佳的治疗策略和改善预后而言，对 PE 患者进行危险分层是首要的，PE 患者应接受个体化死亡风险评估，死亡风险评估比 PE 的解剖形态与面积更为重要。这种危险分层是治疗方案选择的基础，医务工作者只有对疑似 PE 的患者及时作出诊断，快速、准确地进行危险分层，才能在遵循指南、规范化诊治的前提下，采取个体化治疗。如果属于高危的大面积肺栓塞应当进行溶栓治疗，对于低危的非大面积 PE 应当进行抗凝治疗，对于中危的次大面积 PE 应当进行溶栓或者抗凝治疗。

与 PE 早期死亡（住院或 30 天病死率）相关的危险指标包括：临床指标（休克或低血压）、右心功能不全的指标（超声心动图示右心室扩大，运动减弱或压力负荷过重，螺旋 CT 示右心室扩大，BNP 或 NT-proBNP 升高，右心导管检查示右心压力升高）及心肌损伤标志物（cTnT 或 cTnI 阳性）。根据上述指标将 PE 进行危险分层，能在床旁快速识别高危与非高危患者，且该危险分层同样适用于疑似 PE 患者。

目前，评估患者的血流动力学状态和病情稳定患者的超声心动图检查是急性 PE 预后的最重要预测因子。但是基于超声心动图的危险分层被证实不尽如人意。右心室扩大、运动减退、室间隔矛盾运动、舒张末期右心室增大和三尖瓣反流被认为是最典型的右心室过负荷/功能障碍（Right Ventricular Obstacle, RVO）的特征。有 RVO 但血流动力学稳定的患者将被分到次大面积 PE 组，其预后比没有 RVO 的非大面积 PE 差，然而是否存在 RVO 并不能决定是否进行溶栓。近期可以用心肌标志物对急性 PE 患者做危险分层，并帮助选择治疗策略。两类心肌标志物，即心肌受损（坏死）标志物和神经激素激活标志物已经被广泛研究。

当前，公认的结果是急性 PE 伴有血流动力学不稳定的患者预后较差，可以从溶栓或取栓术中获益，而血流动力学稳定且超声心动图未见 RVO 表现的患者预后较好，单独做抗凝治疗即可。血流动力学稳定但伴有 RVO 的急性 PE 患者的最佳治疗策略一直存在争议，心肌标志物升高会增加危险分层，有助于治疗策略的制定。肌钙蛋白是不可逆心肌细胞损伤的标志物，急性 PE 患者血清肌钙蛋白的升高提示存在 RVO、血流动力学不稳定和心源性休克。然而心脏肌钙蛋白的阳性预测值相当低。

肌钙蛋白和超声心动图结合意义更大，肌钙蛋白最大的临床意义是它对住院期间不良事件，包括死亡的阴性预测。

实际上，PE患者的住院病死率与入院时的临床特征有关，当出现血流动力学恶化，超声显示右心室功能异常，病死率明显增加。脑钠肽（BNP）是由于心室张力增加而从心室分泌的神经激素标志物。BNP和NT-proBNP是诊断急性PE患者右心室功能障碍有价值的标志物，能够预测病死率和严重不良事件（SAE）。

还有人建议综合心肌标志物和超声心动图对PE患者危险分层。目前进行的试验是针对那些血流动力学稳定但进行溶栓治疗的急性PE患者。心肌标志物对患者长期预后的应用和是否发展为慢性血栓栓塞性肺动脉高压需要进一步确认。

最近对急性肺动脉栓塞危险分层方法有所改进。2000年欧洲心脏病学会（ESC）公布的《急性肺栓塞诊断与治疗指南》首次根据血流动力学状态将PE分为"大面积""次大面积"与"非大面积"。根据其定义，"大面积"PE是指在排除新发心律失常、低血容量或感染性休克所致的血压降低的基础上，患者以休克和低血压为主要表现，体循环动脉收缩压低于90mmHg，或血压基础值下降＞40mmHg，持续15分钟以上，即为"大面积"PE；"次大面积"PE是指血压尚平稳但出现右心室运动功能减弱或右心室功能不全的PE；"非大面积"PE是指不满足上述"大面积""次大面积"PE诊断标准的PE。

2008年ESC《急性肺动脉栓塞诊断治疗指南》指出，由于"大面积""次大面积""非大面积"等术语在临床上易与血栓形状、分布及解剖学负荷相联系引起混淆，强调应根据早期死亡风险对PE严重程度进行个体化评估，建议以"高危、中危、低危"替代"大面积""次大面积"与"非大面积"等术语。溶栓治疗仍然是目前PE的主要治疗方法，但随着外科取栓术死亡率降低，取栓术开展得越来越多，但仍然局限于溶栓禁忌症的患者，而导管碎栓术则适用于既不能溶栓又不适于外科手术者。

如下表所示，高危PE属于威胁生命的急症（短期病死率＞15%），需快速准确地进行诊断与治疗。非高危PE根据有无右心室功能不全和心肌损伤可进一步分为中危与低危（短期PE相关病死率＜1%）。2008年ESC《急性肺动脉栓塞诊断治疗指南》以日内瓦预后评分量表作为危险分层的工具，对患者进行危险分层，以决定患者是否适于门诊治疗，其中评分≤2分的低危患者出现不良预后的概率为2.2%，评分≥3分的高危患者出现不良预后的概率为26.1%。此外，包括男性、心率加快、低体温、意识改变和血氧饱和度降低在内的11项与预后相关的临床表现组成了另一评分系统，也适用于对急性PE患者进行危险分层，从而预测患者30天内的病死率。及时对PE患者进行危险分层将有助于选择最佳的诊断措施和治疗方案，以及科学地判定预后。

ESC急性肺动脉栓塞危险分层方案

早期死亡风险	危险分层指标			推荐治疗方案
	休克或低血压	右心室功能不全	心肌损伤	
高危＞15%	+	A	A	溶栓治疗或取栓术
中危（3%～15%）	−	+	+	住院治疗
	−	+	−	
	−	−	+	
低危（＜1%）	−	−	−	早期出院或院外治疗

注：低血压是指在排除新发心律失常、低血容量或感染性休克所致的血压降低的基础上，患者以休克和低血压为主要表现，动脉收缩压

低于 90mmHg，或血压基础值下降＞40mmHg，持续时间为 15 分钟以上。

右心室功能不全是指超声心动图发现右心扩大、运动减弱或压力负荷过重的表现，多排 CT 显示右心扩大，BNP 或 NT-proBNP 升高，右心导管示右心室压力增大。

心肌损伤是指有心肌钙蛋白 T 或心肌钙蛋白 I 阳性。

A 指当出现休克或低血压后，就不需要评估右心室功能或心肌损伤指标。

第四节　肺动脉栓塞的治疗

一、一般处理

对疑诊或确诊为急性肺栓塞的患者应立即进行严密心电、心率、血压、呼吸监测，同时抽取未吸氧状态下的动脉血气分析并动态监测其变化。对存在腘静脉以上部分的深静脉血栓患者，应该嘱其卧床、保持大便通畅，以防止血栓脱落造成新的栓塞。其他处理包括解痉、镇静、抗休克治疗、改善呼吸。在急性期时，常需要伴随一些吸氧或镇痛等支持治疗。如果有胸痛症状，有必要时进行相应止痛对症治疗。

有低氧血症的患者，应采用经鼻导管或面罩吸氧，如若合并呼吸衰竭，则应采用无创性机械通气或经气管插管进行机械辅助通气，通常建议尽量采用无创性机械通气。如若拟行溶栓治疗，则尽量不要做气管切开，以免发生大出血。如果有血压下降，可用多巴胺、肾上腺素经中心静脉持续泵入；如果血压正常，但出现右心功能障碍的表现，可在应用多巴胺、肾上腺素的同时加用肺血管活性药物。对于急性肺栓塞，应该较严格地控制入液量，以防止加重右心功能障碍。

药物和（或）介入治疗的目的是减少肺动脉阻塞、阻滞血栓进展、重新获得和维持血流动力学稳定、预防血栓复发和肺动脉高压。在大多数病例中，抗凝是最主要的治疗。

二、抗凝治疗

抗凝治疗是急性肺栓塞患者的基本治疗方案，不管患者是否采用溶栓治疗，都应进行抗凝治疗。对于大多数患者而言抗凝治疗最为主要。首先应用肝素、低分子肝素（如依诺肝素和达特肝素），或者磺达肝癸钠，而后序贯华法林、醋硝香豆素或者苯丙羟基香豆素治疗（这通常需要患者住院期间调整数天）。急性 PE 抗凝治疗的适应症包括：①非大面积 PE；②PE 溶栓治疗后的抗凝治疗；③非近端肢体的深静脉血栓形成（DVT）；④临床高度怀疑的 PE。

急性 PE 抗凝治疗的禁忌症包括：①活动性内脏出血；②凝血机制障碍；③血小板减少症；④严重未控制的高血压；⑤严重肝肾功能不全；⑥急性细菌性心内膜炎。

根据 Cochrane 协作组的一个随机对照研究的系统回顾结果，相对于普通肝素，低分子肝素会使 PE 患者的出血风险的相对危险度降低 40%。研究还显示对于已有出血风险但危险度相似的患者（不用低分子肝素治疗有 2% 出血风险），使用低分子肝素后出血的绝对危险度较普通肝素降低 0.8%，也就是说用低分子肝素治疗 125 例患者，才有 1 例患者从中获益。由于 PE 是静脉性血栓的性质，其构成主要为纤维蛋白和红细胞，而血小板在其发病机制中作用不大，因而阿司匹林、硫酸氯吡格雷等抗血小板药物不被推荐用于包括肺栓塞在内的 VTE 治疗。

（1）根据危险分层选择抗凝方案：PE 抗凝治疗方案首先要根据 PE 危险分层来进行选择。高危患者溶栓后即应序贯抗凝治疗；中危、低危以抗凝治疗作为主要、基本的治疗方案；对于疑似为急性 PE，在等待进一步确诊的过程中即应开始抗凝治疗；低危 PE 患者可以进行门诊治疗。一个正在进行的临床试验对近期临床试验系统回顾分析后得出的治疗策略进行安全性评估。此系统回顾分析评估在门诊治疗有症状的 PE 患者，发现全因死亡率为 5%～44%，其他的并发症如复发性血栓发生率为 1%～9%，出血发生率 0～4%。

华法林抗凝通常需要经常调整服药剂量和监测国际标准化比值（INR）。对于 PE 患者，INR 在 2～3 最为理想。如果在华法林抗凝治疗过程中出现其他的血栓事件，INR 治疗窗应该上升至 2.5～3.5（如果没有禁忌症），或者更换另一种抗凝血药物如低分子肝素。对于合并恶性肿瘤的 PE 患者，根据 CLOT 试验的结果使用低分子肝素抗凝优于华法林。与此相同，合并妊娠的患者通常需要持续进行低分子肝素抗凝治疗，而避免华法林的致畸作用，尤其是在妊娠早期。PE 患者的早期治疗通常需要住院，直至 INR 调整至治疗水平。低危 DVT 患者治疗越来越多地在门诊治疗。

（2）抗凝时程的确定：初始抗凝的主要目的是减少死亡和血栓栓塞事件再发。急性期抗凝治疗包括快速抗凝和同时口服华法林治疗。常用药物包括肝素、低分子肝素和磺达肝葵钠。与肝素相比，后两种药物同样安全有效，全因死亡率无明显差异，且给药方便，不需要检测 aPTT，推荐用于无禁忌症的患者。对于出血风险较高或有严重肾功能不全者，推荐选用肝素。

由暂时性因素或可逆性因素如口服雌激素、临时制动或外科手术等导致的 PE 患者推荐抗凝时程为 3 个月；无明显诱发因素的首次 PE 患者如有特发性 VTE，推荐抗凝时程至少为 3 个月，3 个月后评估出血和获益风险比再决定是否长期抗凝，对于无出血风险而且有监测条件的患者推荐长期抗凝治疗；对于再次发生无诱因的 PE 患者建议长期抗凝治疗；对于 VTE 危险因素长期存在的患者如肿瘤患者、抗磷脂综合征患者和易栓症患者，建议长期抗凝治疗。对肿瘤患者，低分子肝素（6 个月）可安全有效地替代维生素 K 拮抗药。

长期抗凝治疗的目的为预防血栓栓塞事件再发。大多数患者均应接受华法林治疗。华法林治疗通常持续 3～6 个月，但如果既往有 DVT 及 PE，或者没有常见危险因素的患者，需要终身华法林抗凝治疗。在初发无诱因的 PE 患者中，如果在治疗结束时 D-二聚体仍高，提示需要进一步进行抗凝治疗。骨折、创伤等常见高危因素引起的 PE＋DVT，华法林治疗通常要持续 3～6 个月。在停药前还要确定上述高危因素已经去除，而且影像学检查没有残余或陈旧性栓子存在，D-二聚体在正常范围。

在过渡到长期口服华法林前，需要将肝素或低分子肝素与华法林叠合使用几天，避免早期华法林的促凝作用，联合应用肝素（单用华法林 VTE 发生率是合用肝素的 3 倍）。口服华法林使凝血酶原时间的 INR 值达到 2～3 的范围，2 天后才能停用肝素或低分子肝素；国外有的指南推荐年龄<60 岁的患者服用华法林的初始剂量可为 10mg，而年龄>60 岁的患者初始剂量可为 5mg。但作为治疗中国患者的医务工作者，我们对这一初始剂量的推荐有保留意见，因为亚裔这一族群对华法林比白种人要敏感，而且如果华法林初始剂量比较大，容易诱发"华法林坏死"或早期出现高凝状态，这是我们在临床中不愿意看到的。因此，华法林的初始剂量还是推荐 3mg，再逐渐根据凝血酶原时间和 INR 值增减药量。INR 的目标值维持在 2～3 的范围。

（3）抗凝的药物选择：大部分情形下，可用低分子肝素代替普通肝素进行抗凝，如果有发生肝素诱发的血小板减少症（HIT）风险的患者，则宜选择用磺达肝葵钠。下列情形宜选用肝素而非低分子肝素。

高出血风险患者，如有脑部出血的 PE 患者。急性脑出血的患者，往往需长期卧床，如果不注意预防，合并 PE 的可能性比较大，这是溶栓禁忌症，其抗凝治疗需要在确诊 PE 的前提下，权衡脑出血的病情和 PE 的严重程度。如果 PE 是致命性的，就应该进行抗凝治疗，抗凝治疗推荐使用普通肝素，其理由是作用快、半衰期短，可利用 aPTT 监测抗凝强度，如果出血可用鱼精蛋白 100% 中和，这些都优于低分子肝素。

肾功能不全者（肌酐清除率<30mL/min）。因为普通肝素是经单核巨噬细胞系统清除，而非经肾代谢，低分子肝素在这种情况下出现蓄积而增加出血风险。

血流动力学不稳的高危 PE 患者，低分子肝素在这类患者的效果尚未得到循证医学证据证实；而中危、低危 PE 患者可使用低分子肝素抗凝治疗。

（4）抗凝血药物剂量计算：1993 年 Raschke 等发表了以体重为计量基础的肝素治疗管理的量算图，从而取代了以前应用的肝素计量标准量算图。Raschke 方案是肝素给药量要以 aPTT 为调节靶向、根据体重调节肝素剂量，aPTT 靶向目标为 46~70 秒（控制倍数 1.5~2.3）。Raschke 方案肝素剂量量算如下。

首剂负荷量为 80U/kg，随后为 18U/（kg·h）；复查 aPTT，如果 aPTT<35 秒（控制倍数 1.2），则静脉注射肝素 80U/kg，然后维持剂量增加 4U/（kg·h）；如果 aPTT 在 36~45 秒（控制倍数 1.2~1.5），则静脉注射肝素 40U/kg，然后维持剂量增加 2IU/（kg·h）；如果 aPTT 在 46~70 秒（控制倍数 1.5~2.3），则维持原剂量不变；如果 aPTT 在 71~90 秒（INR2.3~3.0），将维持量减少 2U/（kg·h）；如果 aPTT 在>90 秒（控制倍数>3.0），则停药 1 小时，随后减量 3U/（kg·h）继续给药。

对低分子肝素和磺达肝癸钠不必监测 aPTT。对于低分子肝素药物剂量计算方法相对简单。依诺肝素：1mg/kg，每 12 小时一次或者 1.5mg/kg，每天一次皮下注射；亭扎肝素 175U/kg，每天一次。磺达肝癸钠体重在 50kg 以下者，5mg，每天一次；体重在 50~75kg 者，7.5mg，每天一次；体重在 100kg 以上者，10mg，每天一次。要注意的是，肌酐清除率<20mL/min 的严重肾衰竭，禁用磺达肝素。

（5）抗凝治疗的误区：急性肺栓塞抗凝治疗过程可能出现的第一个误区是应用抗血小板药物如阿司匹林或波立维等药物进行抗凝。抗血小板药物不能达到充分抗凝治疗效果。第二个误区是因为怕出血，而应用抗凝药物华法林的药量不足，INR 不达标。第三个误区是症状缓解后过早或自行停用抗凝治疗，或不适时监测抗凝指标。

三、溶栓治疗

（一）肺动脉栓塞溶栓概述

急性肺动脉栓塞（PE）的标准治疗包括用肝素或者低分子肝素来稳定血栓，减少血栓进展，后序贯口服抗凝治疗至少 3 个月。而溶栓治疗可以将血栓降解为纤维蛋白，血栓会加速溶解，从而改善肺动脉血流和心肺功能状态。然而，对于急性 PE 患者的溶栓治疗与上述的抗凝治疗谁优谁劣仍需要探讨。

溶栓不作为所有急性静脉注射的标准治疗手段，因为溶栓相比肝素所带来的血流动力学益处在最初的几天明显，但治疗 1 周后，血管阻塞严重程度的改善及右心室功能不全的逆转两者无差别。

对于高危患者，溶栓比单用肝素治疗能更快地使血凝块溶解，提高患者生存率，因此，将其推荐为一线治疗。

对于急性 PE 患者，如果合并低血压、心源性休克和右心室功能障碍等心肺受损征象，则需要溶栓治疗，对于没有合并上述表现的 PE 患者，美国胸内科医师学会指南（ACCP7、ACCP8、ACCP9）建议临床医生不要对患者进行全身性溶栓（推荐级别：1A）。溶栓的作用对有血栓加速形成的 PE 患者可能会减少病死率，也就是说，那些目前已经存在血流动力学损伤或者在肝素抗凝过程中有出现血流动力学障碍可能性的 PE 患者需要进行溶栓治疗。如果合并右心房或右心室血栓，可以考虑溶栓治疗，直视下外科手术治疗也可考虑。目前，只有超声提示右心室功能障碍而没有临床血流动力学障碍不能作为溶栓的依据。有 1/3 的 PE 患者超声心动图提示有右心功能不全。在对这些超声心动图提示有右心室功能障碍的、提示有潜在风险和溶栓获益的部分 PE 患者将溶栓作为标准治疗之前，还未对所有这类患者进行溶栓治疗后出血并发症的评估。尤其是近年肝素治疗策略已经取得极大进步，进行上述研究更加困难。

导致血流动力学不稳定［休克和（或）低血压，定义为收缩压<90mmHg 或者较基础血压下降40mmHg>15min，排除新发生的心律失常、血容量减少和脓毒血症］的大面积 PE 是溶栓治疗的指征。许多临床研究证实溶栓治疗是这种情况下现有最好的治疗方法。对于非大面积 PE 是否行溶栓治疗仍有争论。溶栓的目的是溶解血栓，但也会伴随出现出血和脑卒中等并发症。次大面积 PE，如超声心动图显示有右心室功能障碍和心房内可见血栓，则建议溶栓治疗。

急性 PE 溶栓治疗是否获益已经被几个小的随机对照试验和几个大的非随机试验所评估。这些试验结果显示如果不考虑患者的心肺状况，溶栓与病死率没有相关性。近期的临床对照试验对比标准抗凝治疗与初始溶栓治疗，观察联合终点是死亡和需要升级治疗，结果发现病死率两组间没有差异。进一步的争论是血流动力学稳定的急性 PE 患者使用溶栓治疗的成本效益分析，结果显示相对于传统抗凝治疗，溶栓治疗无论是在成本效益比还是有效性上都没有优势。但 Konstantinides 在第 62 届美国心脏病学会年会（ACC2013）上报告的 PE 溶栓治疗（PEITHO 试验）研究发现，对具有中度风险的 PE 患者，在肝素标准治疗基础上加用溶栓药物替奈普酶可显著降低随机化后 7 天内的主要终点即死亡或血流动力学衰竭风险。PEITHO 试验是从 2007 年开始到 2012 年中期，欧洲 13 个国家和以色列的 1006 例患者（平均年龄 70 岁）随机使用肝素加安慰剂或肝素加替奈普酶（根据体重给药，静脉推注）。联合主要终点是 7 天后任何原因引起的死亡或循环系统（血流动力学）衰竭。替奈普酶和肝素治疗的患者与仅使用肝素的患者相比，主要终点降低 56%（替奈普酶组 2.6%，安慰剂组为 5.6%，$P=0.015$）。替奈普酶显著增加严重出血风险（6.3% VS 1.5%，$P<0.001$）。替奈普酶组有10 例出血性卒中，安慰剂组有 1 例。PEITHO 试验证实了以往所知的溶栓治疗研究的结果，即溶栓治疗可能导致出血；PEITHO 试验也证实了这一点。但尽管存在出血并发症，溶栓组与安慰剂组相比死亡人数有下降趋势（6∶9），但差异不显著。主要终点的降低主要是由于复合终点中不太可靠的组分血流动力学衰竭的降低，其代价是增加出血并发症。

尽管溶栓治疗可以加速血栓的溶解，但没有证据显示其对病死率、7 天时的血栓溶解程度、降低血栓复发、改善症状和降低血栓栓塞性肺动脉高压有益。另一争论点是溶栓治疗会增加出血风险，包括颅内出血。在 PE 和心肌梗死试验统计中，颅内出血发生率为 0.5%～2%。

在美国食品药品管理局批准可用于 PE 的 3 种溶栓药物是链激酶、尿激酶和组织型纤溶酶原激活物。前两种药物分别于 1977 年和 1978 年被批准，最后一种于 1990 年被批准。尽管早期的研究显示对于早期肺动脉内溶解血栓、恢复肺动脉压和心脏血流动力学，溶栓治疗均优于单独抗凝治疗，但此证据并没有使人们在日常临床实践中增加溶栓疗法的应用。导致临床医生不将溶栓治疗作为治疗急性 PE 最佳选择，部分是因为尚缺乏明确的共识、害怕出现并发症和相对于抗凝没有明确长期获益的足够证据。一项大样本急性 PE 住院患者的临床调查显示溶栓疗法并不常用，入院时临床特征不适于溶栓的患者溶栓治疗后住院病死率和 30 天病死率似乎有所增加，只有预测危险因素较高的患者能够从溶栓治疗中获益。

在美国，3 种溶栓药物被批准用于 PE 治疗。第一种是链激酶，链激酶是一种细菌蛋白衍生物，从链球菌中提纯，经常会导致发热反应。链激酶使用方法是先 25 万 U 静脉注射 30 分钟以上，随后 10 万 U/h 持续静脉泵入 24～72 小时。链激酶由于有较高的抗原性，6 个月内只能使用 1 次，发热反应可用对乙酰氨基酚对症处理。第二种是尿激酶，尿激酶从正常人的新鲜尿液提纯，因此作为传染媒介的潜在风险极小。使用方法是先 4400U/kg 静脉注射 10 分钟以上，随后 4400U/（kg·h）静脉泵入 12 小时。第三种是纤溶酶原激活物（t-PA），使用重组 DNA 技术，从人恶性黑色素瘤细胞内合成，称为重组组织型纤溶酶原激活物（rt-PA）。这种酶结合血栓上的纤维蛋白，使血纤维蛋白溶酶原变为血纤维蛋白溶酶。

尿激酶还可采用 2 小时方案，即尿激酶 2 万 U/kg 持续静脉滴注 2 小时。rt-PA 对中国人来说可采用 50mg 持续静脉滴注 2 小时。链激酶因为存在抗原性，有可能发生严重过敏反应，特别是在重复使用的情况下，发生严重过敏反应的概率更高，目前已经很少应用链激酶进行溶栓治疗。新型溶栓药物瑞替普酶（reteplase，rPA），用法是以 10MU 作为负荷量静脉推注，半小时后重复 10MU。

对于危重肺栓塞患者溶栓治疗，建议使用 rt-PA 进行，因为有研究证实，rt-PA 起效快，在 2 小时内改善患者的血流动力学的效果要优于尿激酶和链激酶。

大面积 PE 患者是否进行溶栓治疗需要衡量溶栓的获益和严重出血的风险。当前对血流动力学稳定、但超声存在右心负荷表现或者影像学发现大的血栓阻塞肺动脉的一侧或者两侧的 PE 患者临床上尚没有找到出血风险与溶栓获益之间的平衡点。一项随机对照研究中纳入 118 例 PE 患者（18～75 岁），31% 合并血流动力学不稳定，69% 影像学发现大面积栓塞，分为全量 rt-PA（100mg）与半量 rt-PA（50mg）两组，结果显示半量 rt-PA 同全量有效性相当，且能减少出血风险。不管超声心动图与影像学特征如何，血流动力学稳定的患者都是不建议溶栓治疗的，对血流动力学稳定的患者溶栓药物剂量的选择尚需进一步研究。也就是说，目前尚不明确对此类患者溶栓治疗和药物剂量的选择策略。

综上所述，急性 PE 溶栓治疗的适应症包括：①大面积 PE；②PE 的解剖学血管大小伴有血流动力学改变者；③并发休克和体动脉低灌注者；④原有心肺疾病的次大面积 PE 引起循环衰竭者；⑤有症状的 PE。

溶栓主要的并发症是出血，严重出血并发症较肝素抗凝增加 4 倍。出血并发症发生率平均为 5%～7%，致死性出血发生率为 1%。最严重的是颅内出血为 1.2%～1.8%，死亡率为 50%，舒张压升高是颅内出血的另一危险因素。

ESC2008 年公布的《急性肺栓塞诊断与治疗指南》中急性肺栓塞溶栓绝对禁忌症包括：①任何时间发生的出血性卒中或不明原因卒中者；②6 个月内缺血性卒中者，③中枢神经系统损害或肿瘤；④近期（3 周以内）重大创伤/手术/头部外伤者；⑤1 个月内胃肠道出血者；⑥活动性出血者。

ESC2008 年公布的《急性肺栓塞诊断与治疗指南》中急性肺栓塞溶栓相对禁忌症包括：①6 个月内短暂缺血发作者；②口服抗凝血药者；③孕妇及产后 1 周者；④无法压迫的穿刺者；⑤创伤性心肺复苏者；⑥顽固性高血压（收缩压＞180mmHg，舒张压＞110mmHg）者；⑦晚期肝疾病者；⑧感染性心内膜炎者；⑨活动性溃疡者。

（二）与溶栓有关的指南

（1）ACCP7 抗栓和溶栓指南溶栓建议：对于诊断明确的非大面积 PE，急性期使用皮下注射低分子肝素（LMWH）或静脉注射普通肝素治疗，不推荐使用全身性溶栓药物治疗；非大面积肺栓塞患者建议长期抗凝治疗，多数不适于溶栓治疗。而血流动力学不稳定者可溶栓，但溶栓也应短期用药，导管抽吸术或碎栓术及血栓切除术仅适用于某些病情危重不能接受溶栓治疗或没有足够时间进行静脉溶栓的患者。

（2）ACCP9 抗栓和溶栓指南溶栓建议：对有低血压的急性 PE（如收缩压＜90mmHg）、无出血高风险的患者建议全身性溶栓，优于其他治疗方案（推荐级别：2C）；对于大多数没有低血压的急性 PE，不建议全身性溶栓（推荐级别：1C）；对有选择性的、没有低血压的急性 PE、出血风险低的患者，或在启动抗凝治疗后发现有发生低血压风险高时，建议溶栓治疗（推荐级别：2C）。对于采用溶栓治疗的急性 PE 患者，短时程输注方案（如 2 小时方案）优于长时程方案（如 24 小时方案）（推荐级别：2C）；对于采用溶栓治疗的急性 PE 患者，经静脉输注溶栓药物优于经肺动脉输注（推荐级别：2C）。

（3）ESC2008 年肺动脉栓塞指南溶栓建议：①心源性休克和（或）持续性低血压的高危 PE 患者，如无绝对禁忌症，溶栓治疗是一线治疗。②高危患者存在溶栓禁忌症时，可采用经导管碎栓术或外科取栓术。③导管引导下溶栓与经静脉全身给药溶栓效果相同。④对非高危（中危和低危）PE 患者，不推荐常规溶栓治疗。⑤对部分中危患者在全面权衡出血风险与获益比后，可给予溶栓治疗。⑥低危患者不推荐溶栓治疗。

（三）溶栓的时机把握

溶栓时间窗通常在急性 PE 发病或复发 14 天以内，症状出现 48 小时内溶栓效果最佳，溶栓治疗越早开始，效果越好。虽然溶栓时间窗设定为 14 天，但是有时超过此期限，在发生急性 PE 21 天内溶栓治疗效果依然不错。

（四）溶栓前的准备、溶栓后的治疗

需要溶栓的急性 PE 患者多有休克症状，可以使用升压药物如多巴胺、多巴酚丁胺、肾上腺素或去甲肾上腺素经中心静脉泵入，以提升灌注压。但不主张短时间内使用大量液体扩容治疗，因肺循环堵塞，血液无法进入体循环，大量液体还会导致肺循环压力进一步上升，使右心功能恶化。

溶栓治疗前，均需摄 X 线胸片，描记 18 导联心电图，做血常规、血小板计数、出凝血时间、动脉血气分析、肝肾功能检查。溶栓前应充分评估出血的危险性及后果，查血型，并必要时配血备用，做好输血准备；留置外周静脉套管针，以方便溶栓过程中取血监测，避免反复穿刺血管；如果不是高危紧急状态，对中危患者溶栓最好在白天进行；一旦决定溶栓，肝素即应停止应用，待 aPTT 降至正常对照的 1.5 倍以内开始溶栓治疗；溶栓过程不用肝素（肝素不宜与链激酶或尿激酶同时使用，但可与阿替普酶同时使用）。

常用的溶栓药物包括尿激酶、链激酶及重组组织型纤溶酶原激活物，三种溶栓效果相仿，但重组组织型纤溶酶原激活物对血栓有较快的溶解作用，而链激酶具有抗原性，在用药前需要肌内注射苯海拉明或地塞米松，防止出现过敏反应。

溶栓治疗结束后，应每隔 2～4 小时监测 aPTT，待 aPTT 小于基础值的 2 倍或 <80 秒时，应开始规范化的肝素治疗。经静脉内持续滴注肝素（不用负荷剂量），注意监测 aPTT，aPTT 维持在对照值 1.5～2.5 倍；病情改善，血流动力学稳定后，可改为低分子肝素，此时不必监测 aPTT。在应用肝素或低分子肝素后，患者可开始口服华法林，使用肝素或低分子肝素后与华法林并用。当 INR 达到 2.0～3.0，可停用肝素或低分子肝素。经导管肺动脉内局部注入 rt-PA（低剂量）未显示比静脉溶栓有任何优势。应尽量避免，因其可增加穿刺部位出血的风险。

（五）溶栓效果的评估

溶栓效果要根据患者的血流动力学和氧合情况判断，而不是根据影像学发现栓子的多少来判断。溶栓过程中需要监测患者的症状和生命体征及氧合功能，如果溶栓后患者的血压逐渐恢复正常，血压分压上升，则说明溶栓有效，溶栓后 24 小时也可复查心脏超声，如果右心室缩小，估测的肺动脉压力降低，右室壁运动幅度增强也说明溶栓有效。心电图、CTPA 不建议作为判断溶栓疗效的指标。

（六）几种特殊情况下的溶栓

（1）伴有咯血时如何溶栓：当急性大面积 PE 并发咯血，或溶栓抗凝治疗后 PE 复发伴咯血，是否溶栓治疗应权衡利弊，并征求家属同意，原则上具备以下几类患者可以考虑进行溶栓治疗：①大面积 PE 伴血流动力学不稳定者；②原有心肺疾病的急性次大面积 PE 患者；③无其他溶栓禁忌症或潜在性出血疾病者。

但首先需要判断咯血是肺栓塞所致还是其他疾病所致，如果是肺栓塞导致的咯血，可以进行溶栓、抗凝治疗，咯血会很快好转；如果是其他疾病导致的咯血，则需要先处理咯血，再考虑抗凝治疗。经验证明，PE 咯血患者经溶栓治疗后，仅少数咯血量增多，多数变化不大，但溶栓治疗前应检验患者血型，准备新鲜冷冻血浆和对抗纤溶酶原活性的药物是必需的。

（2）二次溶栓的指征和时机：一般来讲二次溶栓的情况非常少见，当第一次溶栓血流动力学和氧合恢复后，如果再次发生血流动力学及氧合的异常，考虑为栓子再次脱落所致时，可考虑进行二次溶栓。

首次溶栓后，如果血流动力学稳定，在一周后复查的 CTPA 分析 PE 大部分消退，最好转为长期抗凝治疗，并定期复查；如果血流动力学稳定，而复查的 CTPA 分析仍然存在大量血栓负荷，则仍建议强化抗凝治疗。

首次溶栓后，如果血流动力学仍不稳定，则应该在二次溶栓与手术取栓之间权衡。曾经有文献报道过，26 例二次溶栓当中死亡 6 例，14 例手术取栓术中死亡 1 例，结论认为肺动脉取栓术优于二次溶栓。但这篇文章中所持的观点没有其他文献支持。综上所述，溶栓是有心源性休克和（或）持续性低血压的高危急性 PE 的一线治疗方法。如果首次溶栓失败，患者仍然有心源性休克和（或）持续性低血压，可考虑二次溶栓，但在剂量上应酌情考量；如出现新的溶栓禁忌症，则应考虑手术取栓。

如何酌情考量，则要依具体情况而定。如果心源性休克和（或）持续性低血压不太严重，加用血管活性药物仍然能维持器官代谢（尿量、皮温正常），可在首次溶栓后等前次溶栓药物代谢后进行；如果心源性休克和（或）持续性低血压严重，加用血管活性药物仍然不能维持器官代谢（尿量、皮温不正常），则应尽早进行，剂量酌减。再次溶栓失败，应该考虑手术或导管碎栓治疗。

通常急性大面积 PE 溶栓治疗只需进行一次。如溶栓后原正常肺组织新出现较大面积 PE，在无出血并发症时，可进行第二次溶栓。如果在第一次溶栓后患者血流动力学没有改善，则需要判断患者是否为肺栓塞，是否为血栓栓塞，是否为急性栓塞，在此情况下，即使再次溶栓也不可能取得较好的效果。

而对初次溶栓治疗无反应，即有持续血流动力学不稳定和右心功能不全者（占 8%），特别是肺动脉主干或主要分支被栓子阻塞的，目前多推荐介入治疗，经静脉导管碎解和抽取血栓或外科肺动脉血栓摘除术（病死率和 PE 复发率均低于二次溶栓治疗）。对发病时间较长（有时病程难以确定）的 PE（多伴肺动脉高压、DVT，通常是慢性血栓栓塞性肺动脉高压），如一次溶栓治疗无效无须进行第二次，否则不仅会加重病情，还可能引起出血的危险。重复溶栓治疗应在首次溶栓复查后（通常在第二天）出现上述情况时进行，溶栓药的剂量通常小于首次剂量，药物种类可与首次相同，但链激酶例外，不能在短期内重复应用链激酶。

（3）一次性足剂量给药或分次给药溶栓的治疗选择：急性 PE 多数采用一次中等或大剂量、高浓度、较短时间内静脉滴入方法优于长时间静脉滴注，不推荐常规使用局部肺动脉内导管引导溶栓治疗，因为注射部位出血危险性增加，除非联合局部机械碎栓术。关于溶栓治疗的方案建议一次性足量给药，各种溶栓药物治疗肺栓塞的多中心临床研究均采取一次性给药方法，没有采用分次给药的相关研究。不论是选用 rt-PA、UK 还是 SK，都能达到改善血流动力学的效果，但 rt-PA 的溶栓迅速，即刻效果更好，对于高危患者尤为合适。

（4）血流动力学稳定、没有右心室功能不全但严重低氧血症的溶栓：在临床中，有些患者通过鼻导管或面罩吸氧仍有严重低氧血症，但血流动力学稳定，也没有右心室功能不全的表现，这时候可考虑溶栓建议。

溶栓治疗始于 20 世纪 60 年代，但截至 2009 年，全球只有 11 项 RCT 研究比较溶栓与抗凝的效能，而且每个 RCT 研究的样本量很小。目前公认的是，抗凝治疗对无血流动力学紊乱（无右心室功能衰竭，无持续性循环血压低）的急性 PE 有显著疗效。对于次大面积 PE（或称中危患者，存在右心功能衰竭，但血压尚正常），选用抗凝或溶栓是争论的焦点之一。目前没有足够的循证医学证据能分辨出溶栓或抗凝哪种治疗在成活率方面有明显效果。

血流动力学稳定，没有右心室功能不全表现，但吸氧仍有严重低氧血症，这种情况下，如果没有绝对禁忌症及相对禁忌症，还是应该进行溶栓，以期增加其氧合功能，改善代谢，因为抗凝见效时间长，长时间低氧血症有可能使血流动力学恶化。

（5）下腔静脉心房口、右侧房室腔内存在漂浮血栓的溶栓：如果下腔静脉心房口、右侧心房或心室内有漂浮血栓过大，则需要急诊外科手术行下腔静脉心房口、右侧心房或心室内取栓术，如此方有机会挽救患者的生命。

下腔静脉心房口、右侧心房或心室内有漂浮血栓不是很大，很容易进入肺动脉导致肺栓塞。这也可能是发生肺栓塞的一个中间过程，或是下腔静脉口、右心室内肌小梁留滞的血栓。这种情况下，需要让患者绝对卧床，并尽快采用积极溶栓治疗。因为溶栓治疗可以使栓子溶解，成为小栓塞，再堵塞肺动脉不会导致循环功能的严重障碍，如果不溶栓，栓子堵塞肺动脉后的后果可能更严重。

四、下腔静脉滤器

如果抗凝治疗存在禁忌和（或）无效，为了防止新的栓子进入肺动脉，这时需要置入下腔静脉滤器。下腔静脉滤器是一种可以置入下腔静脉，防止发生致命的 PE 的医学装置。

下腔静脉滤器可用于存在抗凝血药物禁忌、抗凝失败或者出现抗凝并发症，同时合并静脉血栓疾病的患者，或者可预防性地应用于高危的 PE 患者。

1. 放置静脉滤器

导致 PE 的多数栓子来源于下肢深静脉血栓，早在 1868 年即有学者提出，可通过对下腔静脉进行干预以预防肺动脉血栓栓塞。置入腔静脉滤器的目的为预防 PE 再发，置入部位通常位于下腔静脉肾下段。下腔静脉滤器是通过血管置入腔静脉内。最初下腔静脉滤器是经由外科手术放置的，随着滤器设计的改进，可由纤细的导管从腹股沟送入腔静脉。现代的滤器可以被压缩得更细，可以通过股静脉、颈内静脉和上臂的静脉到达目标位置。血管路径的选择主要由血栓的位置和数量决定。通过 X 线透视将滤器送入腔静脉后，通过导管使滤器张开于合适的位置，通常在下腔静脉与最低的肾静脉交点下方。

在打开滤器前，需要回顾下腔静脉横断面影像和造影图像以评估潜在的解剖变异、下腔静脉内血栓、狭窄区域及下腔静脉的直径。在造影剂过敏、肾功能不全和卧床等极少数时候可以用超声引导放置滤器。下腔静脉的大小也会影响滤器的张开，一些滤器（如 Birds Nest）适用于大一点的腔静脉。还有一些情况（如孕妇或者正在哺乳的产妇、肾或者性腺静脉血栓等）滤器要放在肾静脉的上方。如果为双下腔静脉，滤器要放在两侧的下腔静脉融合处的上方或者两个下腔静脉都要置入滤器。

2. 放置滤器的适应症

大多数滤器需要在以下情况时放置。

（1）抗凝失败：例如在充分抗凝的情况下深静脉血栓和肺动脉血栓仍在进展。

（2）抗凝禁忌：患有 PE 的同时存在其他有出血风险的疾病，如近期的脑出血或者近期准备做大手术。

（3）大的腔静脉或髂静脉血栓。

（4）具有患 PE 的高危因素。

3. 可回收滤器

永久型滤器置入后并发症发生率较高，且需终身口服抗凝血药物，而可回收滤器能有效安全地预防 PE 再发，滤器回收后的再发血栓栓塞事件发生率与对照组相比无明显差异。可回收型腔静脉滤器在置入后 2 周内应被取出，但在临床应用中留置时间往往较长，晚期并发症如滤器移位和血栓形成发生率高达 10%。少数研究表明，虽然下腔静脉滤器置入后 PE 再发率有所降低，但下肢深静脉血栓发生率升高，因而对总体生存率并无影响。

大多数滤器是永久的，但现在也有一些滤器是可以回收的。可回收滤器都配有一种装置，可将它们拉回导管（"鞘管"），而后从人体取出，这个过程一般通过颈静脉进行。以前滤器放入腔静脉后到回收的时间一般少于 3 周，因为如果放置的时间再长，腔静脉内膜的细胞会过度生长到滤器表面，导致滤器取出时损伤腔静脉。新的设计和技术的发展使一些可回收滤器可以在体内留置的时间更长，现在也有 1 年后回收的报道。这些新技术滤器包括 ALN、Bard G2 和 G2x、Option、Tulip 及 Celect 滤器。

可回收滤器根据结构可分有绳滤器和无绳滤器。有绳滤器是采用金属丝或塑料导管与滤器主体一端相连接，滤器在腔静脉内不用固定在静脉壁上，而是直接通过连线悬挂在下腔静脉内。滤器回收时可直接牵拉连线，将滤器拉至体外；无绳滤器是在滤器体头端设计有小钩体，在回收滤器时，使用回收装置套紧小钩后，将滤器收入专用的鞘管内再拉出体外。

4．常用的腔静脉滤器

B Braun Tempofilter IVC 滤器（可回收）。

B Braun Vena Tech LGM IVC 滤器（停卖）。

B Braun Vena Tech LP IVC 滤器。

Bard G2x IVC 滤器（可回收，不限制体内时间）。

Bard G2 滤器（可回收）。

Cook Gianturco-Rohm Bird's Nest IVC 滤器（不可回收）。

Cook Güuther Tulip 滤器（可回收）。

CordisOptEase IVC 滤器（可回收，23 天内回收）。

CordisTrapEase IVC 滤器。

Moin-Uddin Umbrella IVC 滤器。

ALN IVC filter 滤器（可回收）。

Rex Medical Option IVC 滤器（可回收）。

Rafael Medical SafeFlo Vena Cava 滤器（永久植入）。

5．腔静脉滤器在防治肺动脉栓塞中的作用

IVC 滤器用于 DVT 或者 PE 患者在抗凝禁忌或者抗凝过程中出现 VTE 复发时预防 PE 的发生，目前也有一些关于外科取栓术后使用 IVC 滤器获益的证据。

在北美和欧洲的一些中心，腔静脉滤器广泛用于急性 PE 患者。而且一些研究还建议对有 VTE 病史的老年患者、存在近段 DVT 和大面积 PE 溶栓前以及存在肺动脉高压患者避免 PE 时应该预防安装 IVC 滤器。但目前很少有关于 IVC 滤器使慢性血栓栓塞性肺动脉高压（CTEPH）获益的发表的证据。基于一个小型的随访研究（$n=18$），Hajduk 等建议 IVC 滤器使用无论是长期还是围术期都能够预防 PE 复发。Mo 等建议 IVC 滤器结合谨慎的抗凝治疗可以作为一种减少肺动脉血栓内膜剥脱术后再次手术的方法。

一些专家认为 IVC 滤器可能会增加 PE 的发生，而对照的抗凝治疗组足以控制 PE 的复发。另外建议如果在肺动脉血栓内膜剥脱术手术过程中放置 IVC 滤器，会干扰合并严重远端病变患者的围术期治疗措施。对于那些放与不放滤器及暂时和永久滤器的选择问题仍需进一步研究。

五、导管导引下介入治疗

处于危险期的大面积 PE 患者的标准药物治疗是全身性溶栓，但这种治疗有出血风险，一些患者因限制不能进行全身性溶栓。全身与导管引导下局部 t-PA 溶栓治疗的有效性与安全性的比较尚未明确。当初始全身 t-PA 溶栓治疗纠正休克失败时，是增加 t-PA 剂量还是选择别的方法继续治疗尚不明确。如果患者处于危险期而不能进行溶栓，就只能选择导管导引下介入治疗（Catheter-Directed Intervention，CDI）或者开胸外科手术取栓。CDI 比开胸手术创伤小，对不适于外科手术治疗的患者，CDI 是唯一的选择。CDI 作为一种治疗大面积 PE 的方法适用于全身 t-PA（100mg，2 小时）溶栓治疗失败后，或者存在全身 t-PA 溶栓治疗禁忌的一线治疗方法。

CDI 包括吸栓和碎栓，可以伴或不伴局部 t-PA 或替奈普酶溶栓，取决于操作者的判断。吸栓一般通过 8F 或 9F 的导引导管，而碎栓使用 5F 或 6F 旋转猪尾导管或流变溶解导管。在某些情况下附带使用血管成形球囊（直径 9～14mm）能够为进一步治疗做好准备。通过猪尾或者注射导管将药物打入血栓里面或者周围来完成随后的碎栓、导管引导下的溶栓。

在进行 CDI 前后需要有两位放射专家使用 Miller 评分系统对患者肺动脉累及等级作出一致的评价。Miller 评分从 0～34 分来评价肺动脉累及的程度，分数越高表明肺动脉受累程度越大。Miller 指数（Miller 评分除以 34）的范围是从 0～1，Miller 指数＞0.6 表示为大面积 PE。治疗以后 Miller 指数较基线降低表示治疗成功。CDI 前后的血流动力学状态需要使用休克指数（心率/收缩压）来评价，休克指数≥0.9 表示极为严重。血流动力学的明显改善可被定义为休克指数变为＜0.9。血流动力学参数的平稳、休克的解除、完全脱离呼吸机和血管活性药物的支持、无院内死亡表示临床治疗成功。

CDI 的严重并发症包括：需要输血的人出血、右心室或肺动脉穿孔、造影剂过敏、右心室阻塞、肺动脉高压加重、缺氧或休克加重，以及操作过程中死亡。轻微的并发症包括：短暂的再灌注心律失常、较轻的造影剂反应、导管相关的感染及小的血肿且不需要输血。

尽管 CDI 治疗的范围是肺动脉，但比开胸取栓术侵入程度小。当患者不能行全身溶栓治疗和外科手术时，如果情况允许 CDI 可能是唯一的选择。尽管如此，对危及生命的患者应该从多种办法中选择对患者最好的方法治疗。如果导管介入治疗失败而不存在手术禁忌，应选择外科手术。CDI 进入大面积 PE 治疗的选择策略可以降低病死率。在临床研究中 CDI 的使用限于有休克表现的患者，但 Goldhaber 建议 CDI 应该被用于急性 PE 的初始治疗，如果可能，应在未使用升压药血压尚能维持时。对已存在休克的急性大面积 PE 患者，CDI 可以被用于那些对全身治疗不能忍受或无效的患者，可以伴或不伴局部溶栓治疗，所以 CDI 似乎是救治急性濒危 PE 患者的治疗方法。

六、急性肺动脉栓塞的外科治疗

急性 PE 的外科手术（肺动脉取栓术）不常见，主要的限制是远期预后差，然而近来由于外科技术的进步，这种认识不复存在，也是一种有益于患者的治疗方法。慢性 PE 导致肺动脉高压，即慢性血栓栓塞性肺动脉高压（CTEPH）适用于肺动脉内膜剥脱术。

如果没有这些诊断与治疗的新进展，急性大面积 PE 的病死率相当高。近来溶栓和导管去栓术均有不同程度的失败率和危险性。导管去栓术并不能全部取出血栓，使患者有高度发展为 CTEPH 的可能。现在外科取栓术可用于血流动力学稳定但有右心室功能障碍的患者。大面积 PE 仍有较高的病死率，90 天为 52.4%，而全部 PE 的病死率为 4.5%。溶栓治疗的患者颅内出血的发生率在 3% 以内。PE90 天复发率为 6%。而且 50% 的大面积 PE 患者存在溶栓禁忌。一个前瞻性研究对比了大面积 PE 患者接受药物治疗和外科手术治疗后，发现药物治疗组有较高的病死率和 PE 复发率。这个结果被最近的一个前瞻性研究所证实，结果显示对溶栓失败的大面积 PE，外科手术治疗比再次溶栓效果好。对血流动力学稳定的 PE 患者，行外科取栓术后有好的长期预后。谨记溶栓和导管介入治疗均有不同程度的风险和失败率，外科取栓术可以作为一种治疗大面积和次大面积 PE 的候选方法，甚至在初次治疗时也可选择。

行外科取栓术时，需要将胸骨沿正中劈开，全身肝素化后将导管插入升主动脉和上下腔静脉，开始体外循环。使用心肌停搏液使心脏停搏，这种手术不一定需要深低温停循环，因为手术只需要在短时间的完全体外循环下即可完成，手术是在肺动脉瓣 1～2cm 处打开主肺动脉，切口一直延续到近段左肺动脉，此时可使用手术钳和吸引导管从左右肺动脉中取出血栓。如果需要，可以将主动脉与上腔静脉之间的右肺动脉打开，这样可以更好地暴露远端肺血管。如果有无菌的儿科气管镜，外科医生可以使用它来清除 3～4 级肺血管内的血栓。另外，可以打开胸膜腔，轻轻地挤压肺组织使远端的小血管内的血栓进入大血管，有利于血栓的吸出。取栓结束后连续缝合肺动脉切口，体外循环结束，患者的心脏复搏。Greenfield 建议关胸前放入下腔静脉滤器。

七、高危（大面积）肺动脉栓塞的管理

高危（大面积）肺动脉栓塞（PE）的定义主要是基于血流动力学而不单纯从解剖上考虑，尿激酶和其他临床实验的病死率统计数据支持这个理念。判定急性高危（大面积）PE 首要的标准是低血压。相对而言高危（大面积）PE 罕见，因此不能靠某一医院或某一医生的经验确定最佳治疗方案。如果不抗凝，血压尚可但右心室功能受损的中危（次大面积）PE 患者的病死率会加倍。存在严重低血压的高危（大面积）PE 的患者病死率会更高。尽管看上去解剖上的大块栓子与血流动力学障碍关系更大，但并不是所有解剖上大块栓子均导致血流动力学损害。不管血管阻塞程度如何，也不管采取何种治疗方式，存在休克的 PE 患者病死率接近 30%。由于高危（大面积）PE 患者具有高病死率，将此类患者的诊断和治疗单独列出进行讨论是非常必要的。

高危（大面积）PE 比非高危（大面积）PE 的患者伴发疾病要多：充血性心力衰竭、肾功能不全、左心室射血分数减低。有 1/3 的大面积 PE 患者超声心动图检查没有右心室运动功能减退，这些患者中至少有一部分其发生血流动力学不稳定主要是由心肺伴发疾病导致的。大面积 PE 合并右心系统栓子（10%）的可能性要比非高危（大面积）PE（4%）大。超声心动图发现大面积 PE 合并右心系统栓子的意义非常重大，此时需要将治疗方法从溶栓改为外科手术。

对血流动力学稳定"大面积"PE 患者治疗的目的是解除肺动脉堵塞造成的生理学负面影响，而不管这个堵塞是否在解剖上是大块的。当患者需要特殊的诊断与治疗措施干预时，危重患者的基本护理更需要加强。吸氧能够减轻低氧导致的肺血管收缩，因为这可能会导致肺动脉高压。气管插管和机械通气能够改善氧合，降低机体代谢。建议进行容量复苏，但过多的前负荷会使右心室壁张力增高，影响冠状动脉的灌注。服用升压药有利于维持血压、保证右侧冠状动脉的灌注和维持左心功

能。尽管目前在危重患者有使用中心血流动力学监测的倾向，但对于高危（大面积）PE 进行此操作需要谨慎。股静脉置管监测可以导致局部残余血栓脱落，漂浮导管会增加滞留在右心房和右心室的血栓进入肺动脉。

循环支持：药物治疗高危（大面积）PE 的目的是通过维持血压、气道来保持循环稳定，预防新的血栓形成。气道管理和保持氧供对治疗 PE 是非常重要的。对循环衰竭的患者，机械通气可以提供最高氧供。此时需要收缩外周血管来维持血压，所以在插管诱导时要小心使用镇静药，它能削弱患者对儿茶酚胺的反应。低血压时通常需要 1～2L 的晶体液、在 1 小时以上进行容量复苏，如果仍有低血压，这时需要加用升压药，如去甲肾上腺素、肾上腺素、多巴胺或者去氧肾上腺素。

溶栓和抗凝治疗：血流动力学稳定的患者可单独抗凝治疗，而对血流动力学不稳定的患者需要溶栓治疗。溶栓药可以使纤维蛋白酶原变为纤维蛋白酶从而直接溶解血栓。纤维蛋白酶原激活后通过降解纤维蛋白原和灭活 II、V、VII 因子来抑制凝血机制。血栓溶解后可以更快地改善肺灌注、稳定血流动力学、改善气体交换，从而快速地降低右心室后负荷和改善右心功能不全。溶栓过程是非选择性的，可能会导致大出血。出血并发症发生率为 20%，颅内出血的发生率为 3%。肝素和华法林抗凝是治疗血流动力学稳定患者的标准治疗。

外科和导管取栓：外科干预通常应用于循环不稳定且存在抗凝禁忌症的患者。经皮导管栓子清除术是在肺动脉造影的过程中去除阻塞的栓子。有两种办法：一是抽吸栓子清除术；二是机械栓子清除术，即通过机械手段将栓子软化或者打碎。机械栓子清除术的成功率为 80%，但有 PE 向远端发展的可能。

腔静脉滤器：尽管这项治疗在高危（大面积）PE 患者中的主要目的是减轻肺血管阻塞，但预防复发也是已有严重受损肺血管床要面对的一个重要问题。因此，假设需要放置滤器且滤器放置后未影响到患者的原始治疗，那么所有血流动力学稳定的"高危（大面积）"PE 患者均需要放置滤器。

八、肺动脉栓塞的护理

DVT 的预防措施应常规应用于住院患者，在卧床结束后下肢应穿上抗血栓弹力袜后下床。卧床患者使用外部加压靴后可以间断加压血管、促进深静脉血液流通。鼓励患者充分地水化和早期下床活动可以预防 DVT。每天作四肢的疼痛、颜色和粗细的评估非常重要。Homan 征（足背屈时疼痛）的发生率只有 30%。护士必须知道 PE 的危险因素，小心监测卧床制动患者出现的不能解释的呼吸急促、心动过速和烦躁不安。如果没有及时找到这些症状的原因，患者会很焦虑。危重患者和术后患者有发生 DVT 的高危因素，应预防性地静脉或者皮下使用肝素或者低分子肝素治疗。如果发现有PE 而且血流动力学不稳定，护士需要补液和升压药维持收缩压＞90mmHg。如果已经出现肺动脉高压和右侧心力衰竭，护士应该谨慎使用血管扩张药如一氧化氮。护士要提供关于诊断试验简短的解释和侵入性的操作来确保威胁患者生命的状态已经得到积极的救治。意识与血压评估需要每小时评估以保证患者脏器灌注。意识不清、烦躁不安预示呼吸性酸中毒（$PaCO_2$ 升高，pH 降低）。脉搏微弱、四肢冰凉和全身发斑是晚期的物理体征，预示着循环衰竭的到来。如出现晕厥、心脏停搏和无脉性电活动，护士应怀疑 PE 的发生。

对高度疑诊或确诊急性 PE 的患者，应进行严密监护，监测呼吸、心率、血压、心电图及动脉血气的变化；对血流动力学不稳定的急性高危（大面积）PE 患者可收入 ICU 病房，应限制液体入量，一般控制在 500～1000mL，过度容量负荷将加重右心室衰竭。

抗凝和溶栓过程中也要小心防止大出血等并发症。血红蛋白和血细胞比容下降可能有隐形的消化道和腹膜后出血。在溶栓的过程中，如果碰到精神状态的改变或者新出现意识障碍，护士要怀疑脑出血可能，这时应该请神经外科医生紧急行 CT 扫描明确诊断。

避免不必要的静脉切开、动脉穿刺和其他侵入性操作从而降低溶栓过程中的出血风险。严重的出血要中断溶栓治疗，输入冰冻蛋白和新鲜冰冻血浆来纠正凝血机制。使用肝素后出现的血小板减少建议诊断为肝素诱发的血小板减少症（HIT）。

对于高度疑诊或确诊下肢近端（髂股静脉）DVT 的患者，为防止新鲜栓子脱落，一般要求卧床休息 10 天（已建立有效抗凝治疗者卧床时间可适当缩短），并保持大便通畅，避免用力；当全身症状和局部压痛缓解后即可进行轻度活动（在起床活动时需穿梯度加压弹力袜或弹力绷带）；对于下肢或上肢 DVT 伴有持续性水肿或疼痛者可抬高患肢局部湿热敷；有焦虑和惊恐症状的患者应予安慰并可适当使用镇静药及小剂量抗焦虑药；有胸痛者可给予镇痛药吗啡、哌替啶；有发热、咳嗽等症状者可给予对症治疗；为预防肺部感染和治疗静脉炎可用抗生素。

九、肺动脉栓塞的预后

PE 急性期后的预后主要取决于充分的血栓溶解及肺动脉和深静脉系统的血管重建。急性 PE 的临床表现多样，其预后也不尽相同。对于体循环动脉血压正常同时右心功能尚能代偿的急性 PE 患者，单独应用抗凝治疗预后良好。与此相对应的是，高危（大面积）PE，表现为心源性休克或者心搏骤停的患者，其不良预后（包括死亡）的风险增加。对血压正常合并右心功能障碍的急性中危（次大面积）PE 患者，不良事件的风险增加。虽然溶栓治疗是救治高危（大面积）PE 的先进方法，但用于中危（次大面积）PE 治疗仍存在争议。

1960 年 Barrit 和 Jordan 通过对比抗凝和安慰剂治疗 PE，结果显示不治疗的 PE 病死率是 26％。这项研究是 Barrit 和 Jordan1957 年在布里斯托尔皇家医院开始进行此项研究的。这是唯一关于 PE 治疗的安慰剂对照研究，结果令人欣慰。受到伦理学限制，至今无人复制。报告中安慰剂组的病死率为 26％可能有夸大成分，由于医疗技术的发展这个病死率几乎与目前严重 PE 的病死率相当。

预后取决于累及肺段的数量和同时合并的其他状况；慢性栓塞会导致肺动脉高压。高危（大面积）PE 需要及时去除血栓，PE 患者的血栓可以被溶解，或者被机化在血栓内形成一个新的通道。血流最快会在血栓发生后 1～2 天恢复，随后逐渐改善，有的血栓会终身残留。对肺亚段 PE 是否需要治疗尚不明确，且有一些证据表明，亚段 PE 患者即使不治疗也不影响预后。PESI 和 Geneva 预测规则能够估计病死率，因此可用于指导选择哪些患者在门诊治疗。

第六章　感染性疾病

第一节　普通感冒

普通感冒是病毒引起的上呼吸道炎症，俗称"伤风"，又称急性鼻炎或上呼吸道卡他，以鼻咽部卡他症状为主要表现。本病为临床常见病、多发病，一年四季均可发生，冬春季最多见。可发生于任何年龄，以小儿发病率最高。常呈散发性，偶可造成流行。

一、病因

成人多数由鼻病毒引起，次之为副流感病毒、呼吸道合胞病毒、埃可病毒、柯萨奇病毒等。

二、临床表现

普通感冒潜伏期短，为 1 天左右，起病较急，常有咽痛、头痛、全身乏力，并有鼻塞、喷嚏、流涕、胃不适等，有时有轻度咳嗽，一般仅有轻度发热，体温多不超过 39℃。检查可见鼻腔黏膜充血、水肿、有分泌物，咽部轻度充血。如果无并发症，则症状多在 3～5 天减轻消退。

三、诊断和鉴别诊断

根据鼻咽部的症状和体征，结合周围血常规和阴性胸部 X 线检查可作出临床诊断。一般无须进行病因诊断，特殊情况下可进行细菌培养和病毒分离，或通过病毒血清学检查等确定病原体。但需与初期表现为感冒样症状的其他疾病鉴别，如过敏性鼻炎、流行性感冒、急性气管-支气管炎及某些急性传染病前驱症状如麻疹、脊髓灰质炎、脑炎、肝炎、心肌炎等。

四、治疗

目前尚无特效抗病毒药物，以对症处理为主，同时戒烟、注意休息、多饮水、保持室内空气流通和防止继发细菌感染。

（1）对症治疗：对症治疗目的在于除鼻黏膜充血，缓解鼻腔中毛细血管的肿胀而减轻鼻塞感，减少鼻分泌物，有助于保持咽鼓管和窦口畅通，从而防止继发感染，可口服伪麻黄碱，成人一次 30～60mg，一天 3 次，亦可局部滴鼻，不良反应为血压升高，老年患者，心脏病、高血压、甲亢、青光眼、前列腺肥大患者、孕妇及哺乳期妇女等应慎用，严重高血压、冠心病患者禁用。对于发热、头痛、关节痛等，可加用解热镇痛类药物，如阿司匹林 0.3～0.6g，每天 3 次，必要时每 4 小时 1 次，或对乙酰氨基酚，每次 0.25～0.5g，每天 3～4 次，24 小时剂量不宜超过 2g。抗组胺药物可使下呼吸道的分泌物干燥和变稠，减少打喷嚏和鼻溢液，同时具有轻微的镇静作用。口服氯苯那敏（扑尔敏），4mg，每天 3 次，不良反应以中枢镇静作用为主，可有头晕、嗜睡等，机动车驾驶员、机械设备操作者在工作时间内禁止服用。也可口服氯雷他定（克敏能、开瑞坦），10mg，每天一次，作用强而基本没有嗜睡的不良反应。目前常用的复方制剂常以减充血剂、解热镇痛剂、抗组胺剂为主要成分，有些复方制剂中含有咖啡因，一是为了加强解热镇痛药的疗效，二是抵消抗组胺药所引起的嗜睡作用。

（2）抗菌药物治疗：目前已明确普通感冒无须使用抗菌药物。除非有白细胞升高、咽部脓苔、咳黄痰等细菌感染证据，根据当地流行病学史和经验用药，可选用口服青霉素V钾，每天3次，每次2片（500mg）、第二代头孢菌素如头孢克洛（希刻劳、头孢呋辛）、大环内酯类如红霉素或罗红霉素，或喹诺酮类等。极少需要根据病原菌选用敏感的抗菌药物。

（3）抗病毒药物治疗：由于目前有滥用造成流感病毒耐药现象，所以如无发热，免疫功能正常，发病不超过2天一般无须应用。对于免疫缺陷患者，可早期常规使用。利巴韦林和奥司他韦有较广的抗病毒谱，对流感病毒、副流感病毒和呼吸道合胞病毒等有较强的抑制作用，可缩短病程。

（4）中药治疗：具有清热解毒和抗病毒作用的中药亦可选用，如板蓝根、银翘解毒片、藿香正气水等，有助于改善症状，缩短病程。

第二节　流行性感冒

流行性感冒（简称流感）是由流行性流感病毒引起的急性呼吸道传染病。起病急，高热、头痛、乏力、眼结膜炎和全身肌肉酸痛等中毒症状明显，而呼吸道卡他症状轻微。主要通过接触及空气飞沫传播。发病有季节性，北方常在冬季发病，而南方多在冬夏两季发病，由于变异率高，人群普遍易感。发病率高，在全世界包括中国已引起多次暴发流行，严重危害人类生命安全。

一、病因

流感病毒属正黏病毒科，为RNA病毒，主要通过空气中的病毒颗粒人-人传播，侵入呼吸道的纤毛柱状上皮细胞内进行复制，引起细胞变性、坏死与脱落。并发肺炎时呈现支气管肺炎改变。流感病毒可分为甲、乙、丙三型，甲型流感病毒极易发生变异，常引起大流行，病情较重；乙型流感病毒也易发生变异，丙型流感病毒一般不发生变异，可引起流行和散发，病情相对较轻。

二、临床表现

流感病毒临床表现分为单纯型、胃肠型、肺炎型和中毒型。潜伏期1～3天，有明显的流行性和暴发性。急性起病，出现畏寒、高热、头痛、头晕、全身酸痛、乏力等中毒症状。鼻咽部症状较轻。可有食欲减退，胃肠型者伴有腹痛、腹胀和腹泻等消化道症状。肺炎型者表现为肺炎，甚至呼吸衰竭，中毒型者表现为全身毒血症症状，严重者可致循环衰竭。血白细胞总数不高或降低，淋巴细胞相对增加。

三、诊断和鉴别诊断

流行病学资料是诊断流感的主要依据之一，结合典型临床表现不难诊断，确诊需依靠实验室检查：①外周血常规，白细胞总数不高或降低，淋巴细胞相对增加。②病毒分离，鼻咽分泌物或口腔含漱液分离出流感病毒。③血清学检查，疾病初期和恢复期双份血清抗流感病毒抗体滴度有4倍或以上升高，有助于回顾性诊断。④患者呼吸道上皮细胞流感病毒抗原呈阳性。⑤标本经敏感细胞过夜增殖1代后流感病毒抗原呈阳性。快速血清病毒PCR检查有助于其早期诊断。流行性感冒需与呼吸道感染、流行性脑脊膜脑炎（流脑）、军团菌肺炎、支原体肺炎等疾病相鉴别。

四、治疗

（1）隔离：流行期间对公共场所加强通风和空气消毒，对疑似和确诊患者应进行隔离。

（2）对症治疗：可应用解热药、缓解鼻黏膜充血药、止咳祛痰药等。

（3）抗病毒治疗：应在发病 48 小时内进行。神经氨酸酶抑制类药物能抑制流感病毒的复制，降低致病性、减轻流感症状、缩短病程、减少并发症，此类药毒性低，不易引起耐药性且耐受性好，是目前流感治疗药物中前景最好的一种。奥司他韦，成人剂量每次 75mg，每天 2 次，连服 5 天，研究表明对流感病毒和禽流感病毒 H5N1 和 H9N2 有抑制作用。扎那米韦，每次 5mg，每日 2 次，连用 5 天。本品可用于成年患者和 12 岁以上的青少年患者，局部应用后药物在上呼吸道积聚，可抑制病毒复制与释放，无全身不良反应。另外，离子通道 M2 阻滞剂金刚烷胺和金刚乙胺可抑制禽流感病毒株的复制，早期服用可阻止病情发展、减轻病情、改善预后。金刚烷胺成人剂量每日 100～200mg，分 2 次口服，疗程 5 天。但其副作用较多，包括中枢神经系统和胃肠道副作用，肾功能受损者酌减剂量，有癫痫病史者忌用。长期用药易产生耐药性，药敏试验结果表明，大多数分离到的禽流感病毒（H5N1）对金刚烷胺、金刚乙胺有较强的耐药性。

（4）支持治疗和预防并发症：注意休息、多饮水、增加营养，给易于消化的饮食，特别在儿童和老年患者更应重视，维持水电解质平衡，密切观察、监测并预防并发症。呼吸衰竭时给予呼吸支持治疗。发生继发细菌感染时及时使用抗生素。

第三节　急性气管支气管炎

急性气管支气管炎是由生物、物理、化学刺激或过敏等因素引起的气管支气管黏膜的急性炎症。临床主要症状有咳嗽和咳痰。常见于寒冷季节或气候突变时。也可由急性上呼吸道感染迁延不愈所致。

一、病因

（1）微生物：病原体与上呼吸道感染类似。常见病毒为腺病毒、流感病毒（甲、乙型）、冠状病毒、鼻病毒、单纯疱疹病毒、呼吸道合胞病毒和副流感病毒等。常见细菌为流感嗜血杆菌、肺炎链球菌、卡他莫拉菌等，近年来衣原体和支原体感染明显增加，在病毒感染的基础上继发细菌感染亦较多见。

（2）物理、化学因素：冷空气、粉尘、刺激性气体或烟雾（如二氧化硫、二氧化氮、氨气、氯气等）的吸入，均可刺激气管支气管黏膜引起急性损伤和炎症反应。

（3）过敏反应：常见的吸入致敏原包括花粉、有机粉尘、真菌孢子、动物毛皮及排泄物；或对细菌蛋白质的过敏；钩虫，蛔虫的幼虫在肺内的移行均可引起气管支气管急性炎症反应。

二、临床表现

起病较急，通常全身症状较轻，可有发热。初为干咳或少量黏液痰，随后痰量增多，咳嗽加剧，偶伴血痰。咳嗽、咳痰可延续 2～3 周，如迁延不愈，可演变成慢性支气管炎。伴支气管痉挛时，可出现程度不等的胸闷、气促。查体可无明显阳性表现，也可以在两肺听到散在干、湿啰音，部位不固定，咳嗽后可减少或消失。周围血白细胞计数可正常。由细菌感染引起者，可伴白细胞总数和中性粒细胞百分比升高，血沉加快。痰培养可发现致病菌，X 线胸片检查大多为肺纹理增强，少数无异常发现。

三、诊断和鉴别诊断

根据病史、咳嗽和咳痰等呼吸道症状，两肺散在干、湿性啰音等体征，结合血常规和X线胸片，可作出临床诊断。病毒和细菌检查有助于病因诊断，需与流行性感冒、急性上呼吸道感染及其他肺部疾病如支气管肺炎、肺结核、肺癌、肺脓肿、麻疹、百日咳等以咳嗽、咳痰为表现的疾病相鉴别。

四、治疗

（1）对症治疗：咳嗽无痰或少痰，可口服镇咳药右美沙芬，每次10～20mg，每天3～4次；或口服喷托维林，每次25mg，每天3～4次；干咳剧烈时可口服可待因15～30mg。咳嗽有痰而不易咳出，可口服化痰药盐酸氨溴索每次30mg，一天3次；口服溴己新（必嗽平）每次8～16mg，一天3次；口服桃金娘油提取物（吉诺通）每次300mg，每天3～4次，也可雾化帮助祛痰，或选用中成药止咳祛痰。发生支气管痉挛时，可用平喘药如氨茶碱每次0.1～0.2g，每天0.3～0.6g、β_2-受体激动剂（万托林）吸入等。发热可用解热镇痛药对症处理。

（2）抗菌药物治疗：有细菌感染证据时应及时使用。可以首选新大环内酯类如阿奇霉素每天0.5g，1次顿服，疗程3天；或首剂0.5g，以后每天0.25g，疗程5天，或克拉霉素口服，每次0.25g，每天2次；严重感染可增加至每次0.5g，每天2次，根据病情连续服用6～14天，或口服罗红霉素，每天150mg，每天2次。也可选用青霉素类，头孢菌素类或喹诺酮类等药物。多数患者口服抗菌药物即可，症状较重者可经肌内注射或静脉滴注给药，少数患者需要根据病原体培养结果指导用药。

（3）一般治疗：多休息，多饮水，保暖，避免劳累，补充足够的热量。

第四节 肺脓肿

肺脓肿是由于多种病因所引起的肺组织化脓性病变，早期为化脓性炎症，继而坏死形成脓肿。临床特征为高热、咳嗽和咳大量脓臭痰。多发生于壮年，男多于女。自抗生素广泛应用以来，肺脓肿的发生率已大大减少。

一、病因

（1）吸入性：病原体经口、鼻咽腔吸入，为肺脓肿发病的最主要原因。扁桃体炎、鼻窦炎、齿槽脓溢或龋齿等脓性分泌物；口腔、鼻、咽部手术后的血块；齿垢或呕吐物等，在意识昏迷，全身麻醉等情况下，经气管被吸入肺内，造成细支气管阻塞，病原菌即可繁殖致病。此外由于受寒、极度疲劳等诱因的影响，全身免疫状态与呼吸道防御功能降低，在深睡时吸入口腔的污染分泌物，可能导致发病。常为单发型，右肺发病多于左肺。

（2）血源性：皮肤创伤、感染、疖痈、骨髓炎、产后盆腔感染、亚急性细菌性心内膜炎等所致的败血症和脓毒血症，病原菌（多数为金葡菌）、脓毒栓子，经小循环带至肺，引起小血管栓塞、肺组织发炎和坏死，形成脓肿。病变常为多发性，无固定分布，常发生于两肺的边缘部。

（3）继发性：多继发于其他疾病，如金黄色葡萄球菌和肺炎杆菌性肺炎、空洞性肺结核、支气管扩张、支气管囊肿和支气管癌等继发感染，均可引起肺脓肿。肺部邻近器官化脓性病变或外伤感染、膈下脓肿、肾周围脓肿、脊柱旁脓肿、食管穿孔等，穿破至肺亦可形成脓肿。

（4）阿米巴肺脓肿：多继发于阿米巴肝脓肿。由于肝脓肿好发于肝右叶的顶部，易穿破膈肌至右肺下叶，形成阿米巴肺脓肿。

二、临床表现

（1）症状：急性吸入性肺脓肿起病急骤，畏寒、发热，体温可高达39～40℃，伴咳嗽、咳黏液痰或黏液脓痰。炎症波及局部胸膜可引起胸痛，还可出现精神不振、乏力、食欲减退等全身中毒症状。如感染未控制，10～14天后，脓肿破溃于支气管，咳出大量脓臭痰，每日可达300～500mL，体温骤降。由于病原菌多为厌氧菌，故痰带腥臭味，有时痰中带血或中等量咯血。

慢性肺脓肿患者有慢性咳嗽、咳脓痰、反复咯血、继发感染和不规则发热等，常呈贫血、消瘦慢性消耗病态。

血源性肺脓肿多有原发病灶引起的畏寒、高热等全身脓毒血症的症状。经数日至两周才出现肺部症状，如咳嗽、咳痰等。通常痰量不多，极少咯血。

（2）体征：病变较小或位于肺脏的深部，可无异常体征。病变较大，脓肿周围有大量炎症，叩诊呈浊音或实音，听诊呼吸音减低，有时可闻湿啰音。血源性肺脓肿体征大多阴性。慢性肺脓肿患者患侧胸廓略塌陷，叩诊浊音，呼吸音减低。可有杵状指（趾）。

三、诊断和鉴别诊断

依据口腔手术、昏迷呕吐、异物吸入，急性发作的畏寒、高热、咳嗽和咳大量脓臭痰等病史，结合白细胞总数和中性粒细胞显著增高，肺野大片浓密炎性阴影中有脓腔及液平面的X线征象，可作出诊断。血、痰培养，包括厌氧菌培养，分离细菌，有助于作出病原诊断。有皮肤创伤感染、疖、痈等化脓性病灶，发热不退并有咳嗽、咳痰等症状，胸部X线检查示有两肺多发性小脓肿，可诊断为血源性肺脓肿。肺脓肿应与细菌性肺炎早期、空洞性肺结核、支气管肺癌、肺囊肿继发感染等肺部疾病鉴别。

四、治疗

治疗原则为抗感染和引流。上呼吸道、口腔的感染灶必须加以根治。口腔手术时，应将分泌物尽量吸出。对昏迷或全身麻醉患者应加强护理，预防肺部感染。早期和彻底治疗是根治肺脓肿的关键。

（1）抗生素治疗：临床选择抗菌药物时可参考细菌培养的药物敏感试验。急性肺脓肿的感染细菌包括绝大多数的厌氧菌，都对青霉素敏感，疗效较佳，故最常用，根据病情使用剂量，轻症可用每天120万～240万U，每日分2～3次肌内注射，严重者剂量可加大至每天1000万U，静脉滴注，在有效抗生素治疗下，体温3～10天可下降至正常。一般急性肺脓肿经青霉素治疗均可获痊愈。脆弱类杆菌对青霉素不敏感，但对林可霉素、克林霉素和甲硝唑敏感，可用林可霉素每天1.8～3.0g分次静脉滴注，或克林霉素每天0.6～1.8g，或甲硝唑0.4g每天3次口服或静脉滴注。红霉素可有效治疗嗜肺军团菌所致的肺脓肿。在全身用药的基础上，加用局部治疗，如环甲膜穿刺、鼻导管气管内或纤维支气管镜滴药，常用青霉素80万U（稀释2～5mL），滴药后按脓肿部位采取适当体位，静卧1小时。

血源性肺脓肿多为葡萄球菌和链球菌感染，可选用耐β-内酰胺酶的青霉素或头孢菌素。如为耐甲氧西林的葡萄球菌，应选用万古霉素或替考拉宁。近年来，金黄色葡萄球菌对苄星青霉素的耐药率已高达 90％左右，因此可选用耐青霉素酶的半合成青霉素或头孢菌素，如苯唑西林钠、氯唑西林、头孢呋辛钠等，联合氨基糖苷类如阿米卡星等，亦有较好疗效。阿莫西林、氨苄西林与 β-内酰胺酶抑制剂组成的复方制剂对产酶金黄色葡萄球菌有效，亦可选用。对于 MRSA，则应选用万古霉素、替考拉宁等，如为阿米巴原虫感染，则用甲硝唑治疗。如为革兰阴性杆菌，则可选用第二代或第三代头孢菌素（头孢西丁、头孢噻肟、头孢他定）、氟喹诺酮类（左旋氧氟沙星、莫西沙星），可联用氨基糖苷类抗菌药物。

抗菌药物疗程为 8～12 周，直至 X 线胸片脓腔和炎症消失或仅有少量的残留纤维化。

（2）脓液引流：脓液引流是提高疗效的有效措施。痰液黏稠不易咳出者可用祛痰药或雾化吸入生理盐水、祛痰药或支气管舒张剂以利痰液引流。祛痰药如氯化铵 0.3g，沐舒坦 30mg，化痰片 500mg，每天 3 次口服，可使痰液易咳出。痰浓稠者，可用气道湿化如蒸汽吸入、超声雾化吸入等以利痰液的引流。患者一般情况较好，发热不高者，体位引流可助脓液的排出。使脓肿部位处于高位，在患部轻拍，每天 2～3 次，每次 10～15 分钟。有明显痰液阻塞征象，可经纤维支气管镜冲洗并吸出。

（3）手术治疗：适应症为肺脓肿病程超过 3 个月，经内科治疗脓腔不缩小，或脓腔过大（5cm 以上）估计不易闭合者；大咯血经内科治疗无效或危及生命；伴有支气管胸膜瘘或脓胸经抽吸、引流和冲洗疗效不佳者；支气管阻塞限制了气道引流，如肺癌。对病情重不能耐受手术者，可经胸壁插入导管到脓腔进行引流。术前应评价患者一般情况和肺功能。

（4）其他治疗：支持疗法，加强营养，纠正贫血。

第五节　脓胸

脓胸是胸膜腔受化脓性病原体感染，产生脓性渗出液积聚。脓胸按病理发展过程可分为急性脓胸和慢性脓胸；按致病菌则可分为化脓性脓胸、结核性脓胸和特异病原性脓胸；按波及的范围又可分为全脓胸和局限性脓胸。

一、病因

（1）肺部感染：50％的急性脓胸继发于肺部炎性病变之后。肺脓肿可直接侵及胸膜或破溃产生急性脓胸。

（2）邻近组织化脓性病灶：纵隔脓肿、膈下脓肿或肝脓肿，致病菌经淋巴组织或直接穿破侵入胸膜腔，可形成单侧或双侧脓胸。

（3）胸部手术：术后脓胸多与支气管胸膜瘘或食管吻合口瘘合并发生。有较少一部分是由于术中污染或术后切口感染穿入胸腔所致。

（4）胸部创伤：胸部穿透伤后，由于弹片、衣服碎屑等异物可将致病菌带入胸膜腔，加之常有血胸，易形成化脓性感染。

（5）败血症或脓毒血症：细菌可经血液循环到达胸腔产生脓胸，此类多见于婴幼儿或体弱的患者。

（6）其他：如自发性气胸或其他原因所致的胸腔积液，经反复穿刺或引流后并发感染；自发性食管破裂，纵隔畸胎瘤感染，穿入胸腔均可形成脓胸。

二、临床表现

（1）急性脓胸：常有高热、脉快、呼吸急促、食欲不振、胸痛、全身乏力、白细胞增高等征象。积脓较多者尚有胸闷、咳嗽、咳痰症状。体检患侧语颤减弱，叩诊呈浊音，听诊呼吸音减弱或消失。严重者可伴有发绀和休克。X 线胸部检查患侧显示有积液所致的致密阴影。若有大量积液，患侧呈现大片浓密阴影，纵隔向健侧移位。如脓液在下胸部，可见一由外上向内下的斜行弧线形阴影。脓液不多者，有时可同时看到肺内病变，伴有气胸时则出现气液平。若未经胸腔穿刺而出现气液平者，应高度怀疑有气管、食管瘘。胸腔穿刺抽得脓液，可诊断为脓胸。

（2）慢性脓胸：特征为脏、壁层胸膜纤维性增厚。由于脓腔壁坚厚，肺不能膨胀，脓腔不能缩小，感染也不能控制，肋间隙变窄，胸廓塌陷，纵隔向患侧移位，部分患者有杵状指（趾）。常有长期低热、食欲减退、消瘦、贫血、低蛋白血症等慢性全身中毒症状。有时尚有气促、咳嗽、咳脓痰等症状。体格检查及 X 线胸片均可见前述病理特征。慢性脓胸的病因包括急性脓胸就诊过迟，未及时治疗，逐渐进入慢性期；急性脓胸处理不当，如引流太迟，引流管拔除过早，引流管过细，引流位置不恰当或插入太深，致排脓不畅；脓腔内有异物存留，如弹片、死骨、棉球、引流管残端等，使胸膜腔内感染难以控制；合并支气管或食管瘘而未及时处理；或胸膜腔邻近的慢性感染病灶，如膈下脓肿、肝脓肿、肋骨骨髓炎等反复感染，致脓腔不能闭合；有特殊病原菌存在，如结核菌、放线菌等慢性炎症所致的纤维层增厚，肺膨胀不全，使脓腔长期不愈。

三、诊断和鉴别诊断

胸腔穿刺抽出脓液可确诊，脓液做涂片镜检、细菌培养及抗生素敏感试验。胸穿后可注入亚甲蓝 1mL，确定有无支气管胸膜瘘，有时需与肺不张相鉴别。

四、治疗

1. 急性脓胸的治疗

原则上包括控制感染、排出脓液、全身支持治疗等。

（1）控制感染：根据致病菌种类及对药物的敏感性选用有效的抗生素，应静脉、大剂量联合用药。

（2）排出脓液：脓胸治疗的关键是排出脓液。要求手术尽量彻底排净胸膜腔内脓液，促进肺脏早日复张。根据具体情况可采用：①及早反复多次胸腔穿刺抽脓，并向胸腔内注入抗生素；②胸膜腔闭式引流，若脓液较稠不易抽出，或胸穿效果较差，症状无改善，或合并气胸或腐败性脓胸，应及早行胸膜腔闭式引流术，并可进行胸膜腔冲洗；③脓胸清除术，若脓胸纤维素较多、分隔，闭式引流不畅，应及早经胸腔镜或小切口行脓胸清除术，清除脓液，剥除肺及胸膜上的纤维膜，用抗生素盐水冲洗胸腔，正压膨肺，放置胸管继续引流。

（3）全身支持治疗：加强营养及补充维生素，必要时给予白蛋白和免疫球蛋白，纠正贫血等。

（4）治疗原发疾病：如为气管支气管、食管穿孔所致，应设法处理原发病变。

2. 慢性脓胸的治疗

原则为全身抗感染及支持治疗，消除中毒症状和营养不良，改善全身状况；消灭脓腔及感染病变，并去除造成脓胸的原因；剥除胸膜纤维板，尽量使受压的肺获得复张，改善肺功能。

（1）扩大和改进引流，缩小脓腔：使用粗的引流管在脓腔最低位改善引流，为以后手术创造更好的局部条件。

（2）胸膜纤维板剥脱术：将壁层及脏层胸膜纤维板连同脓腔，一并剥离切除，解放肺的束缚，使肺复张，改善呼吸功能，并消灭脓腔，是最理想的手术方法。适用于时间不过长、肺内无病变的患者。

（3）胸廓成形术：主要目的是消灭脓腔，适用于时间过长、预计肺无法复张的患者。切除壁层胸膜纤维板及脓腔组织、肋骨，保留肋间肌及胸壁肌肉，加压包扎，消灭脓腔及感染。

（4）胸膜肺切除术：慢性脓胸合并肺内严重病变，如支气管扩张或结核性空洞、毁损肺或伴有不易修补成功的支气管胸膜瘘，可将胸膜纤维板与病肺一并切除。但这种手术出血多、创伤重、难度大、技术要求高，必须严格掌握适应症。否则手术死亡率高，并发症多。

第六节　吸入性肺炎

吸入性肺炎系吸入酸性物质、动物脂肪如食物、胃内容物以及其他刺激性液体和挥发性碳氢化合物后，引起的化学性肺炎。严重者可发生呼吸衰竭或呼吸窘迫综合征。

一、病因

正常人由于会厌、声门保护性的反射和吞咽的协同作用，食物和异物不易进入下呼吸道，少量液体亦能通过咳嗽排出。当意识不清时，如全身麻醉、脑血管意外、癫痫发作、酒精中毒或安眠药中毒等由于吞咽和声门关闭动作不协调，咳嗽受到抑制，异物即可吸入；食管病变如食管失弛缓症、食管上段癌肿、Zenks 食管憩室，食物下咽不能全部入胃反流入气管；癌肿或外伤引起的食管气管瘘，食物可经食管直接进入气管内；医源性的因素，如胃管刺激咽部引起呕吐，气管插管或气管切开影响喉功能，抑制正常咽部运动等，可将呕吐物吸入气道。老年人反应性差更易发生吸入性肺炎。

二、临床表现

患者常有吸入诱因史，迅速发病，多于 1～3 小时后出现症状，临床表现与诱发病因有关。吸入呕吐物可突发喉反射性痉挛和支气管刺激发生喘鸣剧咳。食管、支气管瘘引起的吸入性肺炎，每天进食后有痉挛性咳嗽伴气急；意识不清者，吸入后常无明显症状，但于 1～2 小时后可突发呼吸困难，出现发绀，常咳出浆液性泡沫状痰，可带血。两肺可闻及湿啰音和哮鸣音，出现严重低氧血症，可产生急性呼吸窘迫综合征（ARDS），并可伴二氧化碳潴留和代谢性酸中毒。胸部 X 线显示于吸入后 1～2 小时即能见到两肺散在不规则片状边缘模糊阴影，肺内病变分布与吸收时体位有关，常见于中下肺野，右肺多见。发生肺水肿，则两肺出现的片状、云絮状阴影融合成大片状，从两肺门向外扩散，以两肺中内带为明显，与心源性急性肺水肿的 X 线表现相似，但心脏大小和外形正常，无肺静脉高压征象。

三、诊断和鉴别诊断

对容易发生胃酸吸入的患者，当患者突然发生呼吸困难，有或无刺激性咳嗽而出现呼吸衰竭，结合白细胞计数、动脉血气分析及 X 线表现应首先高度怀疑本病。如做纤支镜检查，在气管或支气管中看到食物颗粒和其他胃内容物时，具有诊断价值。需鉴别的疾病有心源性肺水肿、肺栓塞、细菌性肺炎和其他引起 ARDS 的原因，如脓毒血症和低血压症等。

四、治疗

应立即给予高浓度氧吸入，应用纤支镜或气管插管将异物吸出，加用呼气末正压呼吸治疗 ARDS。纠正血容量不足可用白蛋白或低分子右旋糖酐等。为避免左心室负担过重和胶体液渗漏入肺间质，可使用利尿剂。应用肾上腺皮激素治疗尚有争论，有人认为在吸入 12 小时内大量使用糖皮质激素 3～4 天，有利于肺部炎症的吸收，但也有持相反意见者。抗生素只用于控制继发性感染，而不主张用于预防细菌性感染，因用药既不能减少继发细菌感染的发生，也容易产生耐药菌株。吸入碳氢化合物液体后的处理原则与上述相同。

第七节　肺寄生虫病

肺部寄生虫病是指许多经血液循环传播到人体各处的寄生虫，常在肺脏内停留，并引起病变。肺部寄生虫病包括发育过程中幼虫需要经过肺脏的寄生虫和成虫以肺脏为寄居场所的寄生虫感染。

肺部寄生虫病种类很多，分类方法也很多，但结合寄生虫的习性和临床特点，可分为以下几类：①以肺脏为主要寄生场所的寄生虫病，如肺吸虫病；②以其他部位为主要寄生场所的寄生虫病，有时也可以侵犯肺脏，如阿米巴性肺脓肿、肺棘球蚴病等，猪囊尾蚴偶也可寄生于肺组织，但较少见且症状不明显；③有些寄生虫的幼虫在其发育过程中需在肺脏内停留并发育，因而也可引起肺部的病变，如丝虫，特别是一些寄生在其他动物体内的丝虫，其幼虫在人体内不能发育成熟，但能引起热带嗜酸性粒细胞增多症。蛔虫的幼虫特别是猪蛔虫的幼虫在人体内也可引起肺部病变。此外其他部位的寄生虫如肝吸虫（华支睾吸虫）等可引起肺部的过敏反应，表现为过敏性肺炎。

一、肺阿米巴病

肺及胸膜阿米巴病是指肠道、肝脏溶组织阿米巴原虫侵入肺、支气管、胸膜引起的肺炎、肺脓肿、胸膜炎及脓胸等，是全身阿米巴感染的肺部表现。在肠外阿米巴病中，发病率仅次于肝脏。

（一）病因

病原体为溶组织内阿米巴，体内以大小滋养体和包囊形式存在。无症状的带包囊者及排包囊的慢性阿米巴病患者是传染源，主要经粪-口途径传播。人食入被阿米巴包囊污染的食物和水而感染。

（二）临床表现

起病急，常有畏寒、发热（多为弛张热），伴乏力，食欲减退等全身症状，咳嗽、咳痰，初为干咳或黏液脓痰，典型者为巧克力样痰。肝脓肿穿破侵入肺，可突然咳出大量棕褐色痰，每天黏痰量可达 500mL 以上，可有痰中带血甚至大咯血，肝脓肿向胸腔穿破时，常伴有剧烈胸痛和呼吸困难，严重时可发生胸膜休克。早期患者可无明显体征，以后常见右肺下部叩诊浊音，呼吸音减低，干湿性啰音及胸腔积液体征。合并肝脓肿者肝脏肿大，有压痛。血白细胞、嗜酸性细胞增高。慢性患者有贫血，低蛋白血症，血沉增快，痰、胸腔积液中可查到阿米巴虫，检测脓液和活检组织中阿米巴抗原，有助于诊断和判断预后。

（三）诊断和鉴别诊断

根据病史，临床表现和实验室检查，一般不难诊断，在痰或胸腔积液中找到病原虫即可确诊。当超声波检查确定有肝脓肿时，应作肝穿刺，若脓液为巧克力色或查到阿米巴原虫，对本病诊断有重要意义。本病应与细菌性肺脓肿、癌性空洞、细菌性脓胸等鉴别。

（四）治疗

1．一般治疗

急性患者应卧床休息，发热者需补液，给予祛痰镇咳药物，必要时可用胰蛋白酶和生理盐水雾化吸入稀释痰液以利咯出，胸痛剧烈时可用止痛剂。

2．抗阿米巴治疗

（1）甲硝唑为目前抗阿米巴首选药，对肠内外所有部位都有效。成人 400～600mg，每天 3 次，口服或静脉滴注，疗程 7～10 天，必要时可重复。副作用有恶心呕吐、乏力头晕等，孕妇慎用。甲硝磺唑作用与甲硝唑相似，每天 2g 顿服，3 天为一疗程，根据病情间隔 3～7 天后再用一疗程。

（2）去氢依米丁：对溶组织内阿米巴有直接杀灭作用，在肝组织内浓度最高，适用于肠外阿米巴病。成人 1mg/kg，肌注，5～10 天为一疗程。本药毒性大，治疗量与中毒量相近，因其对心脏、神经毒性使其应用受限。

（3）安特酰胺 0.5g，每天 3 次，口服，10 天为一疗程。

（4）氯喹：口服每天 1g，连服 2 天后改为每天 0.5g，总疗程为 3 周。

3．穿刺引流

阿米巴脓胸在药物治疗的同时，应积极穿刺排脓或插管引流。

4．抗生素

有混合感染时，应根据脓液性状和细菌培养结果选用抗生素全身治疗。

5．手术治疗

内科治疗经久不愈，慢性肺脓肿，长期存在支气管胸膜瘘，大量脓胸穿刺引流不畅，可考虑做肺叶切除或切开引流。

二、肺吸虫病

肺吸虫病是由肺吸虫引起的慢性肺部感染，主要是由于幼虫或成虫在人体组织与器官内移行、寄居造成的机械性损伤，以及其代谢物等引起的免疫病理反应。

（一）病因

因食用生食或半生食含有肺吸虫活囊蚴的蟹、蝲蛄、沼虾等而感染。

（二）临床表现

常有阵发性咳嗽、咳痰、咯血，痰呈赭色胶冻状，合并细菌感染时，痰呈脓性。肺部多无阳性体征，少数患者有局限性湿啰音以及胸膜炎或胸膜增厚的体征。腹部可有压痛，有时可触到皮下结节。脑型肺吸虫病可有头痛、呕吐等脑膜刺激症状，少数患者有癫痫、抽搐、偏瘫、运动障碍等表现。白细胞总数及嗜酸性粒细胞计数均增高。X线检查肺部可有浸润、囊肿结节及硬结阴影。

（三）诊断和鉴别诊断

患者在流行区有生吃蟹或蝲蛄的病史，肺吸虫抗原皮内试验呈阳性，痰、胸腔积液、肺泡灌洗液、胃液、粪便、皮下或肌肉结节活体组织检查中查到肺吸虫卵或幼虫，可确定诊断。本病应与肺结核、结节性动脉周围炎、霍奇金病等相鉴别。

（四）治疗

1. 病原治疗

（1）硫双二氯酚：为首选药物，毒性低，口服易吸收，近期治愈率84%～100%，远期疗效80%～90%。成人1g，每日或隔日口服3次，10～20个治疗日为一疗程。脑型患者可重复2～3个疗程。副作用有头晕、头痛、消化道反应、皮疹等，偶可出现赫氏反应。患者发生肝脏损害，应立即停药。有严重心脏病、肾病及妊娠时禁用。

（2）吡喹酮：疗效高、疗程短、服用方便、副作用少，仅有轻微头昏、头痛、乏力等，是一种治疗肺吸虫病有疗效的药物。每次25mg/kg，每天3次，口服，连服2～3天。脑型患者间歇1周后再服一疗程。

（3）六氯对二甲苯：对肺吸虫病也有良好疗效。30～50mg/kg，每日或隔日服用，10～15个治疗日为一疗程。副作用为胃肠道反应和头痛、头晕等，偶有急性溶血性贫血和精神症状。有精神病史，严重肝、肾疾病及孕妇均禁用。

（4）阿苯达唑：8mg/kg（1次量不超过400mg），分2次口服，连服7天。

2. 抗感染

继发细菌感染时，应加用抗生素。

3. 手术治疗

对慢性脑型、脊髓型，合并有压迫症状，药物治疗效果又差者，可考虑手术治疗。

三、肺棘球蚴病

肺棘球蚴病是人感染棘球绦虫的幼虫（棘球蚴）所致的慢性寄生虫病。本病的临床表现视包虫囊部位、大小和有无并发症而不同，是一种地方性寄生虫病。

（一）病因

本病是细粒棘球绦虫的蚴体侵入人体所致，主要由于与狗密切接触或人畜共饮同一水源造成感染。

（二）临床表现

肺棘球蚴囊肿由于生长缓慢，可多年无症状。囊肿逐渐长大后，可以产生咳嗽、胸痛、咯血、气急等症状。囊肿穿破支气管后，患者先有阵发性咳嗽，继而咳出大量透明黏液。内囊亦可随之分离，如被咳出，痰液中可找到头节。并发感染者症状类似肺脓肿，出现发热、咳脓痰和咯血等。囊肿穿破胸膜腔，则形成液气胸，继而成为脓胸。有些病例还可出现皮疹、发热、恶心、呕吐、腹痛、支气管痉挛和休克等过敏反应症状，严重者可以致死。查体在病变区叩诊呈浊音，呼吸音减低或消失。巨大囊肿可压迫纵隔，使气管及心脏移位。血常规显示嗜酸性粒细胞比例增高。

（三）诊断和鉴别诊断

患者居住在或到过棘球蚴病流行区，有牧羊犬接触史，X线胸片或CT表现为密度均匀、边界清楚的圆形或椭圆形阴影；如囊肿破裂分离后可有新月形透亮区或囊内呈现液平面，或为"水上浮莲"征或类似肺大疱征。棘球蚴补体结合试验呈阳性。棘球蚴液皮内试验（cresol 试验）呈阳性。本病应与肺脓肿、肺结核球、肺肿瘤等鉴别。

（四）治疗

1. 外科手术

外科手术为根治本病的首选方法，应争取在压迫症状或并发症发生前施行。术时先用细针将囊液抽去（慎防囊液外溢），然后将内囊摘除。内囊与外囊仅有轻度粘连，极易剥离，常可完整取出。手术要求全部摘除内囊，并防止囊液外溢，以免引起过敏反应或棘球蚴头节播散。

2. 药物治疗

（1）甲苯咪唑：通常以每日 40～50mg/kg 为宜，分 3 次口服，疗程为 1 个月，休息半个月再服另一疗程，一般治疗 3 个月。甲苯咪唑吸收差，一般空腹服用仅 1% 吸收，若提高疗效，服药时应配合脂肪餐，药物容易和脂肪一并吸收，据报告脂肪餐伴服时吸收率可为 5%～20%。

（2）阿苯达唑：吸收较好，其血清浓度比甲苯咪唑高 100 倍，包虫囊液中浓度比甲苯咪唑高 60 倍。剂量每日 10～40mg/kg，分 2 次服用，30 天为一疗程，可视病情连续数个疗程。

四、肺钩虫病

钩虫丝状蚴经皮肤或黏膜侵入人体后，经淋巴道或血道到肺，并穿破肺毛细血管进入肺泡，引起点状出血、炎症细胞浸润，重症感染可形成肺小叶实变及支气管炎。

（一）病因

钩虫虫卵经过脱皮发育为具感染力的丝状蚴，从皮肤黏膜侵入人体，农田作业是感染的重要来源。

（二）临床表现

患者接触污染物的手、足部位常出现小出血点、丘疹、小疱疹，甚痒，即钩蚴性皮炎，或有低热、咽痒、疼痛、干咳、痰中带血，甚至大咯血，部分患者可出现一过性气急、胸闷、喘息等哮喘样发作症状。体检或可有散在干或湿啰音。外周血白细胞增高甚至有类白血病反应，嗜酸性粒细胞轻至中度增多，痰检或可找到丝状蚴。X 线胸片随病情轻重不同可出现肺门阴影模糊或增大、肺纹理增多、片状或小结节状阴影等改变，肺部 X 线表现多在半个月至 1 个月消失。

（三）诊断和鉴别诊断

在流行区有赤足下田、饮生水或生吃蔬菜史，结合临床表现应疑诊钩虫病，粪便检查以检出钩虫卵或孵化出钩蚴是确诊的依据，免疫诊断方法应用于钩虫产卵前，并结合病史进行早期诊断，在流行区痰中有钩蚴及表现小细胞低色素性贫血可确诊为钩虫病。肺钩虫病需与细菌性肺炎、肺部肿瘤相鉴别。

（四）治疗

1. 药物驱虫治疗

（1）阿苯达唑：对肠道线虫有选择性及不可逆性抑制葡萄糖摄取，使虫体内源性糖原耗竭，且抑制延胡索酸还原酶阻碍 ATP 产生，引起虫体死亡。本药口服后吸收良好，2.5～3 小时血药浓度达峰值，半衰期为 8.5 小时。驱钩虫成人每天剂量 400mg，顿服，连服 3 天。驱虫率达 97%，12 岁以下儿童用量减半。孕妇、哺乳期妇女忌用，有癫痫病史者慎用。

（2）左旋咪唑：选择性抑制虫体肌肉的琥珀酸脱氢酶，使虫体麻痹，随肠蠕动排出。成人驱钩虫剂量 100～200mg，饭后 1 小时顿服，连服 2～3 天。

（3）奥苯达唑：成人剂量为 10mg/kg（每片 100mg），半空腹顿服，连服 3 天。虫卵阴转率达 56%～100%。不良反应少、程度轻，无须处理可自行消失。

2．对症治疗

止咳平喘，纠正贫血，必要时输血。

五、肺丝虫病

肺丝虫病是由丝虫（由吸血节肢动物传播的一类寄生性线虫）寄生在脊椎动物终宿主的淋巴系统、皮下组织、腹腔、胸腔等处所引起。急性期为反复发作的淋巴管炎、淋巴结炎和发热，慢性期为淋巴水肿和象皮肿，严重危害流行区居民的健康和经济发展。

（一）病因

我国流行的只有班氏丝虫和马来丝虫两种，前者主要由库蚊传播，后者由中华按蚊传播。血中有微丝蚴的患者或带虫者是本病的传染源。

（二）临床表现

呼吸系统主要症状有胸闷、胸痛、咳嗽、咯血、哮喘发作。肺部听诊有哮鸣音或湿啰音，如丝虫在乳腺淋巴道内寄生，可扪及单侧或双侧乳腺结节或硬块。

（三）诊断和鉴别诊断

根据丝虫病流行病学，在血或体液中找到微丝蚴，有胸部器官病变的表现，均可确诊。要与其他寄生虫幼虫移行时产生的肺炎、哮喘、肺结核、肺部肿瘤等鉴别。

（四）治疗

（1）枸橼酸乙胺嗪：枸橼酸乙胺嗪对两种丝虫均有杀灭作用，对马来丝虫的疗效优于班氏丝虫，对微丝蚴的作用优于成虫。国内枸橼酸乙胺嗪的常用疗法为 4.2g，7 日疗法治疗班氏丝虫病；1.5～2.0g，3～4 日疗法治疗马来丝虫病。患者服药后可因大量微丝蚴的死亡而引起变态反应，出现发热、寒战、头痛等症状，应及时处理。

（2）左旋咪唑：对马来丝虫和班氏丝虫均有效，每天 150～200mg/kg，分 2 次口服。副作用较枸橼酸乙胺嗪大，主要是服药期间发热，停药后消失。

（3）呋喃嘧酮：对班氏丝虫成虫及微丝蚴均有显著杀灭作用，每天 20mg/kg，分 2～3 次口服，7 天为一疗程。不良反应与枸橼酸乙胺嗪相仿。

六、肺弓形虫病

肺弓形虫病（Pulmonary Toxoplasmosis，PT）系由刚地弓形虫所致的肺部炎症。该原虫侵入人体产生血行播散最易侵犯中枢神经系统，肺部亦可受累，近十几年来，PT 已成为免疫功能抑制尤其是 AIDS 患者中重要的机会感染疾病之一，临床表现可呈急性发病或慢性经过。急性发病时，多数初始有类似上感症状如头痛、肌痛、干咳等，咳嗽为阵发性，少数咳多量黏液痰或黏液血痰。慢性经过可有类似慢性支气管炎、喘息性支气管炎或支气管哮喘发作的临床表现。

（一）病因

病原体为刚地弓形虫。猫是最主要的传染源，其次为猪和绵羊。人食了猫粪污染的水或食物或未经煮熟的肉类而被感染。先天性为胎盘垂直传播。

（二）临床表现

后天获得性肺弓形虫病的临床表现可呈急性发病或慢性经过。急性发病时，多数初始有类似上感症状如头痛、肌痛、干咳等，咳嗽为阵发性，少数咳多量黏液痰或黏液血痰。慢性经过可有类似慢性支气管炎、喘息性支气管炎或支气管哮喘发作的临床表现。肺部 X 线表现为支气管肺炎、非典型肺炎、胸膜炎和合并心血管病变四种类型。获得性免疫缺陷综合征（AIDS）合并肺弓形虫病，几乎均是由于播散性弓形虫病累及肺部所致，常为弥漫性肺部炎症，症状严重，可有高热、咳嗽、发绀和呼吸困难，或出现皮疹、淋巴结肿大、脑膜炎症状。胸部 X 线表现有弥漫性模糊或细小结节状浸润影。弓形虫常混合卡氏肺孢子虫、巨细胞病毒感染，使其临床表现更为复杂和严重。先天性肺弓形虫病多由于母体妊娠晚期急性感染所致。新生儿出生时可出现视网膜脉络膜炎，脑积水或小脑畸形，大脑畸形、抽搐、精神运动障碍、肝脾肿大。若出生后呈带虫状态，则经过数周至数月逐渐出现症状，以神经系统异常为主，表现为视网膜脉络膜炎，斜视、失眠、癫痫、精神运动或智力迟钝或伴发肺炎。

（三）诊断和鉴别诊断

诊断应结合病史、临床表现、染色试验、免疫学检查以及皮内试验等结果予以判断。痰液、胸腔积液、脑脊液及其他体液，或活组织病理检查找到弓形虫虫体，可以确诊。染色试验、补体结合试验、皮内试验或血清抗体测试阳性，均有诊断参考价值。临床常与传染性单核细胞增多症和支原体肺炎相鉴别。

（四）治疗

乙胺嘧啶和磺胺嘧啶，均可干扰弓形虫体内的叶酸代谢，从而抑制弓形虫滋养体的分裂繁殖，药物对包囊无效。两药均可通过血脑屏障，故对潜在或症状性弓形虫脑膜炎均有肯定效果。两药常联合使用，亦可单独使用。乙胺嘧啶剂量第 1、2 天为每天 75mg，分 2 次口服，以后每天 25mg，婴幼儿治疗第 1~3 天每天为 1mg/kg，以后改用每天 0.5mg/kg。本药有致畸作用，故对孕妇，尤其妊娠早期禁用。磺胺嘧啶剂量每天 4g，分 4 次口服，儿童每天 100~150mg/kg，亦为 4 次分服。两药疗程均为 1 个月。磺胺甲噁唑/甲氧苄啶（复方磺胺甲噁唑）亦可选用。螺旋霉素、克林霉素可单独应用，亦可与乙胺嘧啶或磺胺嘧啶联合应用。

第八节　HIV 相关呼吸道感染

人类免疫缺陷病毒（Human Immunodeficiency Virus，HIV）又称艾滋病毒，主要侵犯破坏 $CD4^+$ T 细胞，导致机体细胞免疫功能损害，最终并发严重机会性感染和肿瘤。本病传播迅速，发病缓慢，病死率极高。HIV 并发肺部感染可出现发热、心动过速、发绀。

一、病因

受到 HIV 感染后，机体可经抗体或非抗体介导的细胞毒性 T 淋巴细胞杀伤作用，使 CD4 细胞致死，结果导致 CD4 细胞下降，细胞免疫机制受到损害，导致机体极易感染。

二、临床表现

HIV/AIDS 肺部感染者呼吸道症状颇为常见，其发生率随着 CD4$^+$计数下降而升高，可有咳嗽、呼吸困难、发热等症状。HIV 并发肺部感染可出现发热、心动过速、发绀，部分患者可闻及吸气性（相）双侧啰喇音。低血压常提示为一种急性病程（如细菌性败血症），血氧饱和度下降可作为疾病严重的重要指标之一，细菌性肺炎可有实变或胸腔积液体征。意识异常且有肺部病变，CD4$^+$<200/μL 时则考虑新生隐球菌感染；中枢神经系统症状合并肺部异常体征，提示弓形虫感染可能。

三、诊断和鉴别诊断

对高危者（同性恋和异性恋有多个性伴侣者、静脉吸毒史、进口血制品或未经 HIV 检测的血液输注史、其他性传播性疾病史、高流行国家或地区居留史）应警惕 HIV 感染，必须采集血清标本送专门防治机构作 HIV 的筛选和确认试验。HIV/AIDS 并发下呼吸道感染需进行实验室检查与辅助检查，包括血白细胞计数较基础值升高伴核左移，血清 LDH 升高，血气分析提示低氧血症、肺泡-动脉血氧分压差［PO$_2$（A-a）］加大，低二氧化碳性碱中毒。胸片可以为 HIV 肺部感染的诊断提供线索，并为诊断步骤选择提供参考。胸部 CT 检查对于肺部多发病变的鉴别诊断有一定帮助。确诊 HIV/AIDS 患者并发肺部感染的病原体检测对准确及时治疗及降低病死率有重要意义。

四、治疗

HIV/AIDS 其抗微生物治疗与一般患者基本相同，但应注意 HIV/AIDS 者抗感染化学治疗时毒副反应发生率较高且严重，应密切观察和防范。抗 HIV 治疗需参照 CD4$^+$和病毒含量。若 CD4$^+$<500/μL 和病毒含量每 mL>500 拷贝者有治疗指征；CD4$^+$>500/4 和病毒含量>500 拷贝者是否治疗尚无统一意见，若患者配合则可以治疗；CD4$^+$<200/μL 而病毒含量低于可检测水平者可不治疗，但要定期复查。最常用的治疗方案是两种核苷酸反转录酶抑制剂（NRTI）和一种蛋白酶抑制剂。核苷类逆转录酶抑制剂（NRTIs）的结构与核苷类似，为双脱氧核苷衍生物，可与细胞内核苷竞争性地结合逆转录酶，从而终止逆转录反应。美国 FDA 已批准上市了 10 种这类药物（ZDV、ddI、ddC、d4T、3Tc、ABC 等），大部分感染者（>80%）应用司坦克夫定（d4T）＋地达诺新（ddI）＋奈韦拉平（NVP）或 d4T＋拉米夫定（3TC）＋依菲韦仑（EFV）三联 HAART（高效抗逆转录病毒治疗）方案。

参考文献

[1] 吴丛山. 呼吸系统疾病的检验诊断与临床[M]. 上海：上海交通大学出版社，2015.

[2] 胡建林，杨和平. 呼吸疾病鉴别诊断与治疗学[M]. 北京：人民军医出版社，2015.

[3] 何权瀛. 基层常见呼吸疾病诊疗常规[M]. 北京：人民军医出版社，2015.

[4] 陈金辉. 睡眠呼吸暂停低通气综合征临床诊治手册[M]. 北京：人民军医出版社，2015.

[5] 王爱梅，李晓明. 血液、循环和呼吸系统[M]. 北京：科学出版社，2015.

[6] 张建. 呼吸危重病学[M]. 北京：科学技术文献出版社，2015.

[7] 杨岚，沈华浩. 呼吸系统疾病[M]. 北京：人民卫生出版社，2015.

[8] 王文军. 现代呼吸疾病基础及临床[M]. 北京：科学技术文献出版社，2015.

[9] 李庆祥，张莹，苏敬泽. 睡眠呼吸暂停与心血管疾病[M]. 北京：人民军医出版社，2015.

[10] 李俊坤. 呼吸内科并发症及护理[M]. 北京：科学技术文献出版社，2015.

[11] 刘静. 实用临床呼吸内科学[M]. 北京：科学技术文献出版社，2015.

[12] 平芬，韩书芝，李萍. 老年呼吸系统疾病临床实践[M]. 北京：科学技术文献出版社，2015.

[13] 高光伟. 临床呼吸系统疾病药物治疗学[M]. 北京：科学技术文献出版社，2015.

[14] 时春玲. 临床呼吸系统疾病护理学精要[M]. 北京：科学技术文献出版社，2015.

[15] 万欢英，高蓓莉，项轶. 呼吸内镜基本操作与临床应用[M]. 北京：人民卫生出版社，2015.

[16] 顾玉海. 临床呼吸系统疾病诊治策略[M]. 北京：科学技术文献出版社，2015.

[17] 白亚杰. 小儿呼吸系统疾病基础与临床[M]. 北京：科学技术文献出版社，2015.

[18] 雷建华. 临床呼吸内科疾病诊疗学[M]. 北京：科学技术文献出版社，2015.

[19] 赵洪文，高占成. 呼吸系统症状与全身性疾病[M]. 北京：人民卫生出版社，2015.

[20] 王磊. 临床呼吸系统疾病诊断与治疗[M]. 北京：科学技术文献出版社，2015.

[21] 刘伟. 呼吸系统疾病诊断思路与治疗策略[M]. 北京：科学技术文献出版社，2015.

[22] 刘建华. 实用小儿呼吸系统疾病规范化诊疗[M]. 北京：科学技术文献出版社，2015.

[23] 钟相根，潘霏，闻晓婧. 呼吸病经方治验[M]. 北京：中国医药科技出版社，2016.

[24] 韩颖萍. 实用呼吸病临床手册[M]. 北京：中国中医药出版社，2016.

[25] 阎锡新. 呼吸衰竭[M]. 北京：人民卫生出版社，2016.

[26] 李晓明，柴文. 呼吸系统[M]. 北京：人民卫生出版社，2016.

[27] 范勇，程永德. 呼吸系统介入放射学[M]. 北京：科学出版社，2016.

[28] 邹秀丽，崔玉静，修瑞霞. 临床呼吸机治疗精要[M]. 北京：人民卫生出版社，2016.

[29] 崔广奇. 实用呼吸内科疾病诊治重点[M]. 北京：科学技术文献出版社，2016.

[30] 张念真. 儿科呼吸系统疾病诊断治疗[M]. 北京：科学技术文献出版社，2016.

[31] 刘春涛，梁宗安，易群. 呼吸内科常见病用药[M]. 北京：人民卫生出版社，2016.

[32] 王智勇. 急性呼吸窘迫综合征诊疗学[M]. 北京：科学技术文献出版社，2016.

[33] 王良兴，余方友. 呼吸系统疾病的检验诊断[M]. 北京：人民卫生出版社，2016.

[34] 孟爱宏. 呼吸内科危重症诊疗与护理[M]. 北京：科学技术文献出版社，2016.

[35] 张镜. 实用呼吸科护理规范与技术[M]. 北京：科学技术文献出版社，2016.